骶髂关节与梨状肌运动功能障碍评估与纠正指南

[英] 保拉·克莱顿（Paula Clayton） 著

赵 鹏 阎惠谦 译

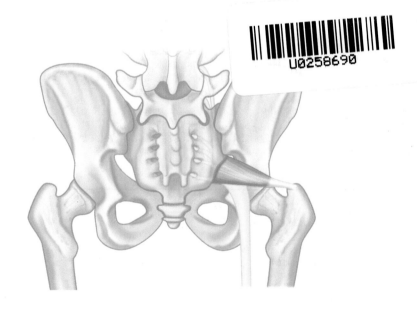

人 民 邮 电 出 版 社

北 京

图书在版编目（CIP）数据

骶髂关节与梨状肌运动功能障碍评估与纠正指南 / （英）保拉·克莱顿（Paula Clayton）著；赵鹏，阎惠谦译. -- 北京：人民邮电出版社，2022.10
ISBN 978-7-115-58172-3

Ⅰ. ①骶… Ⅱ. ①保… ②赵… ③阎… Ⅲ. ①骶髂关节—运动障碍—诊疗—指南②软组织损伤—运动障碍—诊疗—指南 Ⅳ. ①R322.7-62②R686-62

中国版本图书馆CIP数据核字(2022)第149892号

版权声明

免责声明

　　本书内容旨在为大众提供有用的信息。所有材料（包括文本、图形和图像）仅供参考，不能替代医疗诊断、建议、治疗或来自专业人士的意见。所有读者在需要医疗或其他专业协助时，均应向专业的医疗保健机构或医生进行咨询。作者和出版商都已尽可能确保本书技术上的准确性以及合理性，并特别声明，不会承担由于使用本出版物中的材料而遭受的任何损伤所直接或间接产生的与个人或团体相关的一切责任、损失或风险。

内容提要

　　本书首先对运动解剖学基础知识，以及筋膜的结构、功能测试方法及治疗注意事项进行了介绍，然后对运动胶布的特点、作用和使用方法进行了讲解，最后采用分步图解的形式，对骶髂关节功能障碍与梨状肌综合征的评估与治疗方法进行了展示。物理治疗师等运动康复领域从业者及相关专业学生均可从本书中受益。

◆ 著　　　[英]保拉·克莱顿（Paula Clayton）
　　译　　　赵　鹏　阎惠谦
　　责任编辑　刘　蕊
　　责任印制　马振武
◆ 人民邮电出版社出版发行　　北京市丰台区成寿寺路 11 号
　　邮编　100164　　电子邮件　315@ptpress.com.cn
　　网址　https://www.ptpress.com.cn
　　廊坊市印艺阁数字科技有限公司印刷
◆ 开本：700×1000　1/16
　　印张：12　　　　　　　　　　2022 年 10 月第 1 版
　　字数：273 千字　　　　　　　2024 年 8 月河北第 3 次印刷
　　著作权合同登记号　图字：01-2021-0255 号

定价：129.80 元
读者服务热线：(010)81055296　印装质量热线：(010)81055316
反盗版热线：(010)81055315
广告经营许可证：京东市监广登字 20170147 号

目录

序言一

格里·拉莫吉达（Gerry Ramogida）博士

在过去的十年里，软组织治疗的应用有明显的增加。发展最快的领域与体育运动和运动员护理有关。无论是用于帮助运动员恢复、提高成绩，还是预防受伤，各种软组织治疗技术（主动释放技术、软组织松解术、肌筋膜放松技术）和针刺技术（包括针灸、肌内刺激和干针疗法）已成为治疗师"工具箱"中的主流工具。

考虑到软组织健康对运动员表现的影响，软组织治疗的发展和流行也就不足为奇了。也许这是因为软组织内包含了许多感觉器官和系统（如高尔基腱器、肌梭和囊膜机械感受器等），而中枢神经系统需要依靠这些器官和系统来协调运动，为任何特定技能或行动产生所需的力量。

如果软组织不能以最佳的方式运动、拉伸、收缩和"感知"，我们就无法期待实现最佳的运动控制、协调及输出，即无法获得最佳运动表现。最佳康复计划无法弥补较差的软组织性能，因为要获得最佳的运动单位激活效果和产生力量，就需要健康的软组织。通过卡拉（Carla）、安东尼奥·斯泰科（Antonio Stecco）、汤姆·迈耶斯（Tom Meyers）和H. 范·德尔·沃尔（H. van der Wall）等的个人研究，我们知道了主动肌、协同肌、拮抗肌和肌筋膜群的功能链是通过支持带、肌间隔、骨间膜和肌筋膜扩张直接相连的。事实上，斯泰科等的研究表明，超过40%源自肌肉的肌腱组织并不是止于骨插入处，而是融入了前面提到的软组织结构之中。基于这些事实进行准确的评估和诊断，然后选择适当的软组织治疗方法进行干预，对于满足运动员在运动环境中的需求至关重要。

保拉·克莱顿的整个职业生涯都奉献给了运动表现领域。她最初是一名软组织治疗师，最近成了物理治疗师。考虑到她作为一名软组织治疗师所取得的成就［她是英国田径运动的中流砥柱，帮助许多运动员登上了奥林匹克运动会（以下简称"奥运会"）和世界锦标赛的领奖台，还曾多年为英超足球和橄榄球赛事做出贡献］，当她成为一名特许治疗师回到学校时，我感到非常惊讶。如果我像保拉那样多年来投入大量的时间和精力来获得熟练的技能，并帮助许多人在各自的运动项目中达到顶峰，那么我无法想象自己可以接受全新的学术挑战。但是，就像保拉一贯做的那样，她接受了这一挑战并取得了卓越的成绩。鉴于她丰富的学术知识和独一无二的经验，这本书汇集了治疗师在运动环境中工作所需的绝大多数知识。

这本书提供了治疗的"方法"，但更重要的是讲述了"原因"，以及该方法涉及的相关知识。我在教学时经常提及，如果你无法回答开始治疗的原因，那么在得到答案之前，你就不应该做任何事情。

在2012年伦敦奥运会之前，我曾与保拉在英国田径队一起工作了3年。在那里，我们的团队成员看到了队员的受伤率从近30%（由于受伤在任何特定时间都无法参加比赛的运动员的比例）降到了10%以下。在那3年里，这一比例的下降与队员在重大比赛中获得奖牌总数的稳步上升同样令人印象深刻。这些结果的出现并非偶然。这在很大程度上归功于保拉这样的治疗师为英国运动员付出的辛勤劳动和其具备的专业知识。

我建议你将这本书作为指导手册，以提高自身技能，并最终成为一个水平更高的治疗师。我们的技能越熟练，取得的成果就会越好，那么无论是在社区团队中，还是在奥运会中，我们的技能就越有可能在帮助运动员实现愿望方面发挥一定的作用。保持耐心，向曾多次帮助运动员取得优异成绩的人学习，因为真正的成功不是仅靠一次努力可以实现的，而是需要持续不断地努力——这才是专业水平的真正标志。保拉·克莱顿就做到了这一点。

格里·拉莫吉达博士是国际认证的整脊疗师。我们的技能越熟练，取得的成果就会越好，那么无论是在社区团队中，还是在奥运会中，我们的技能就越有可能在帮助运动员实现愿望方面发挥一定的作用。保持耐心，向曾

技术和运动表现领域的专家，曾为多支加拿大国家队效力。2012年伦敦奥运会，他是英国田径项目运动表现方面的首席治疗师。拉莫吉达博士目前在不列颠哥伦比亚省温哥华的Fortius运动和健康公司工作，担任整脊治疗服务总监。他同时还担任了世界运动中心（World Athletics Center，WAC）和加拿大世界运动中心的医学总监。

序言二

尼尔·布莱克（Neil Black）

在英国谢菲尔德体育学院和英国田径运动会工作期间（从2003年开始），我与保拉进行了长达11年的密切合作。我很少遇到像她这样的专业人士，对多学科团队的所有成员都有如此清晰的了解和完全的尊重。保拉有一种非常独特的技能，她对于知识有不同于常人的理解，而且非常自信，知道什么时候该做什么，什么时候不做什么。她具有非常出色的测试及评估技能，这使她能够为运动员进行运动诊断并为其制订治疗计划。她对功能和特定赛事的技术动作模式有清晰的理解，从而可以为运动员提升运动表现做出更多的贡献。作为一名该专业领域的领军人物，保拉受到多学科团队同事、教练和运动员的尊重。鉴于个人专业技能、敬业精神和真诚的品质，以及在任何时候都能倾听和支持他人，保拉备受大家的欢迎。在过去的3个奥运周期中，包括奥运会和世锦赛，保拉始终

是医疗团队的重要成员，在大多数高级训练营和各个级别的比赛中做出了重要的贡献。

当前市场上的许多图书都展示了单一技术，但是保拉致力于全面介绍所有可以用于治疗受伤、功能障碍和康复的工具。借助对当前文献的谨慎运用和对评估及治疗技术的详细描述，这本书将成为非常适合学生、新获资格认证的从业人员和经验丰富的从业人员购买的一本指导手册。

读者将能够全面了解并有信心学习相关知识。这本书不仅介绍了与临床相关的有效技术，还介绍了当前研究已经验证的基本原理。阅读这本书，你能通过物理治疗技术，为普通大众和运动人士提供更有效的帮助，获得对运动表现有显著影响的结果。

尼尔·布莱克是英国田径队的运动表现总监。他从2004年11月起担任英国田径队的首席治疗师，从2007年12月起担任运动医学和科学带头人。自1992年巴塞罗那残奥会以来，尼尔一直与英国国家单项协会及参加了多次锦标赛的运动员合作。

前言

感谢你允许我与你分享本书。书中包含了能让你提升技能的知识。我热衷于帮助人们学会使用软组织治疗技术来取得我、运动员和患者寻求的结果，并在评估过程中实现我们的目标。

我在软组织治疗干预运动表现的领域已经工作多年，其中有4年服务于英超联赛和锦标赛，近12年在英国谢菲尔德体育学院和英国田径队担任运动表现高级治疗师。在这段时间里，我获得了许多非常难得的工作机会，包括作为医疗团队的成员与英国跳水队参加英联邦运动会，作为医疗团队的成员与英国田径队参加3届奥运会（举办地分别为雅典、北京、伦敦），以及大量世界级及欧洲级锦标赛。

除了作为医疗团队成员参与高水平运动比赛，我还和丈夫里克（Rick）在什罗普郡的克莱奥伯里·莫蒂默（Cleobury Mortimer in Shrop-shire）中心举办了一次非常成功的运动损伤治疗的实践活动。2013年至2015年，我在伯明翰大学经营了一家诊所（最近搬到了伍斯特郡），而后又在哈罗盖特增设了一家诊所。

我曾向理学硕士学生教授两门运动治疗的学位课程，并撰写了许多期刊文章。

除了获得足球协会（Football Association, FA）的损伤治疗和管理认证、运动损伤管理硕士学位及物理治疗硕士学位，我还具备多种软组织治疗的资格认证。通过我的公司，我还为英超和冠军足球俱乐部及英国国家单项协会（National Governing Bodies, NGBs）、世界各地的高级物理治疗师和软组织治疗师提供软组织治疗培训课程。

我是运动按摩协会（Sports Massage Association, SMA）的金牌会员，也是该协会的董事会成员。我是英国特许物理治疗学会（Chartered Society of Physiotherapy）、卫生保健专业委员会（Health Care Professions Council）、体育和运动医学特许物理治疗师协会（Association of Chartered Physiotherapists in Sports and Exercise Medicine）的会员。

在工作期间，经常有人问我是否愿意教授我所使用的技术。因此，我开发了一些课程，这些课程现在通过我的公司STT4-Performance加以推广。这些课程面向英国国家单项协会、足球赛事（包括英超联赛）和通过英国国家认证的治疗师。还有人问我是否有兴趣撰写一本书，其内容包含所介绍技术的分步说明。出于各种原因，我用了很长时间才完成这本书，但我很自豪，因为我完成了一本"一站式"的综合性图书。我希望你们从最初的技术看到最后的结果。

在接下来的内容中，我会经常提及"运动员"，同时详细介绍评估、治疗技术和过程，这些技术用于治疗大众也非常有效。

我努力为致力于循证医学实践的治疗师引用相关研究。在此，我愿与大家分享下面的一段话：

"外部临床证据可以提供客观信息，但永远不能取代个人专业知识，正是这种专业知识决定了外部证据是否完全适用于患者，如果适用，应该思考如何将其纳入临床决策。"

（Sackett et al., 1996）

通过系统地整理和应用高质量的经验，人们取得了很大的科研进展，挽救了许多生命。但最近有迹象表明，临床护理的重点已从患者悄然转移到了人口亚群，形象的解释就是"循证医学一直在影响着临床决策"（Greenhalgh et al.，2014）。

真正的循证医学将护理每个患者作为首要任务，他们会问："对这位患者来说，在这种情况下，基于他们的疾病或症状，最佳的治疗方案是什么？"（Huntley et al., 2012；Greenhalgh et al., 2014）。

能力出众的治疗师总是有潜力超越特定治疗方法的局限性，得到提升的是治疗师的技能，而不是技术本身。

我希望本书可以在某种程度上帮助你为别人提供支持，并希望你在日常实践中应用这些技术。请记住，这些技术已经经历了数年的测试，已成为标准。但是，它们只是技术，支持你使用这些技术所必备的基础是解剖学和功能性知识，并且你还需要不断进行评估、重新干预及再次评估，以便你可以借助一些指标来成功应用相关技术或改进不成功的技术。

我非常尊重当今的筋膜研究人员，你会发现我深受安德里·维莱明（Andry Vleeming）、罗伯特·施莱普（Robert Schleip）、卡拉·斯泰科（Carla Stecco）和汤姆·迈尔斯（Tom Myers）等人的研究成果的影响。

在继续阅读本书中的治疗建议之前，请你认真考虑，当某个结构出现功能失调所引发的疼痛、运动范围或步态改变时，身体发生了什么变化，并提醒自己身体如何通过分散负荷或导致进一步的功能障碍/疼痛来适应这种功能障碍。向自己提出一个问题："骶髂关节或梨状肌是怎么变成这样的？"这是继生物力学异常，近期增加训练导致的步态改变、踝关节扭伤、骨盆或下背部疼痛、肩部或胸部功能障碍之后的主要变化还是再次变化？

软组织治疗技术因治疗师而异。我要和你们分享的是我认为最有效的方法。我不会试图贬低或搁置其他技术，也不鼓励你改变当前的做法。书中的技术只是作为你的日益丰富的工具箱中的附加工具来进行介绍的——如果原来的技术没有让你得到所需的结果，那么可以考虑尝试这些技术。

如何使用本书

1. 所有的彩色背景的专栏包含详细的解剖学知识或研究结果等附加信息，虽然不是必须阅读的，但我强烈建议你在一天中的休息时间阅读这些内容，因为了解这些信息有助于你回答一些紧迫的问题。

2. 在进行所有治疗之前，请确认已经进行了全面评估。

   ■ 主观评估中包括识别红旗征和黄旗征。

     ● 红旗征（表示更严重的病理状态）：

       （1）持续不断的疼痛；

       （2）夜间疼痛；

       （3）原因不明的体重锐减；

       （4）THREADOC[1]。

     ● 黄旗征（社会心理）。

   ■ 使用临床推理来确定需要采取的措施。

   ■ 从评估中选择一个结果指标。

   ■ 实施治疗措施。

   ■ 再次评估。

3. 所有治疗都以筋膜技术开始，因它便于更轻松地触及深层组织，旨在减少或消除表层触发点，并开始触及受运动区域影响的整体组织。这种方式可以减少所实施的治疗开始产生影响所需的时间。

   ■ 无需其他设施，仅用洁净、干燥的双手即可利用这些技术完成治疗。

   ■ 如果患者使用了润肤乳液，在开始治疗前应该将其清洗干净。

4. 你将在本书看到几种技术的组合。

   ■ 肌筋膜放松（MFR）。这种技术具有很多不同的名称。

   ■ 器械辅助的软组织动员术（IASTM）。

   ■ 触发点穴位按压（等待触发点疼痛的VAS[2]评分等级从6/10降至2/10）。

   ■ 软组织松解术（STR）——固定和拉伸锁定：

     ● 横向；

     ● 近端；

     ● 远端。

   ■ 主动的组织放松技术——固定并促进运动。

   ■ 肌肉能量技术（MET）。

     ● 类似于本体感觉神经肌肉促进疗法（PNF）拉伸，但不是真正的PNF。

   ■ 干针疗法（仅针对情况适合的人）。

   ■ 运动胶布。

5. 并非需要使用以上所有技术，你只需要在再次评估没有产生任何变化时，利用附加技术。日益丰富的"工具箱"里有很多不同的技术。

6. 要相信的是，一旦你做出了改变，你就没必要在相同的区域进行不断重复。过度治疗是我最讨厌的情况，因为它会让许多运动员对训练和比赛准备不足。

7. 应尽量避免在深层治疗时，令运动员产生疼痛（见第2章），如运动员痛苦地抓住底座边缘或来回扭动着想要离开。

   ■ 当你深入某组织时，询问运动员：他/她的不适程度何时达到6/10（VAS）。

   ■ 保持这个姿势，直到运动员告诉你不适感下降或达到相当于2/10（VAS）的水平。

   ■ 适当增加动作；如果动作过程中运动员的不适程度上升到6/10（VAS），再次保持姿势，然后在其不适感有所减轻后继续治疗。

   ■ 针对表层或更深层的触发点进行治疗之

---

1. T指甲状腺；H指心脏；R指类风湿关节炎；E指癫痫；A指哮喘；D指糖尿病；O指骨关节炎；C指癌症。

2. 视觉模拟疼痛量表。

前，先进行拉伸或使用促进技术激活。

- 一旦完成该组织的治疗，移动到接近起始点的位置，重复治疗，直到该区域（或关节周围）的所有组织都治疗完毕。

8. 我依据"干"筋膜和软组织治疗技术来使用IASTM，特别是在关节周围和难以触及的部位，以及在寻找更全面的反应时。

- 我使用器械来辅助治疗，因为使用同一个器械可以运用很多技术，而且手持器械的感觉很好。
- 我也使用润肤乳液。

9. 我对那些情况适合的人添加使用了干针疗法（DN），当然还有很多可使用的治疗方法，但本书提及的是我经常使用的一些方法。出现以下情况时，我会倾向于使用DN：

- 当完成所有软组织治疗后，再次评估的结果显示需要采用这种干预方法时；
- 当该区域过于疼痛（由于触发点）而无法进行手法治疗时；
- 当该区域难以纠正，为避免过度治疗和组织损伤时。

10. 在采用干针疗法时，我会在以下几种方式之间切换：

- 活塞式运动（寻找有问题的触发点）；
- 筋膜缠绕（影响全身网络结构）；
- 快速进出（类似于Gunn方法）；
- 电针治疗（促进高渗结构放松）。

11. 依据软组织治疗技术和DN，我使用肌肉能量技术作为辅助手段，以提升组织延展性并扩大关节活动范围。

12. 使用运动胶布是因为它的通用性和弹性回缩性。我和我治疗的运动员都能看到其显著的效果。

- 如果你在治疗过程中加入了IASTM，需要清洗润肤乳液。

13. 在本书的最后，你将了解动员、拉伸和强化的建议，你可以将这些建议纳入居家训练计划（HEP），并推荐给患者。这一部分的内容并不是十分详尽，因为许多图书和网络视频片段中有更详细的介绍。

致谢

感谢乔恩·哈钦斯（Jon Hutchings）在2013年的第一届治疗博览会上询问我是否准备撰写本书，感谢约翰·吉本斯（John Gibbons）对我的鼓励。

感谢我的丈夫里克，他一直在我身边，他有能力"管理"一个"事业有成"的妻子。他从来没有问过我为什么要做这些事。他总是对我说："好吧，那你想怎么做呢？"我为生活和新的想法感到非常兴奋，他总是在我身边，让这一切成为现实。谢谢你，里克，我对你的爱无法用言语表达。

"事业有成"的内涵

有抱负，能努力坚持，有动力做到最好，有独特的思维方式使大脑保持超速运转，有职业道德，这些使他（或她）始终领先一步。

事业有成的人具有远大的志向和梦想。在他们的计划中总是有很多要完成的事项，并且他们对于未来的书籍、业务、项目和需改进之处有很多想法。他们认为每时每刻都有非常宝贵的机会，将精力投入有价值的项目。

感谢我的3个孩子——斯科特（Scott）、亚当（Adam）和布里特（Britt），他们始终支持我这个经常离家在外，和某个团队环游世界的母亲。我错过了他们的生日及一些特殊活动，因为他们无条件的支持，我从没有感到后悔。有些时候，我也会有些动摇，内心悄然浮现内疚之感，尤其是在布里特五六岁时，那时我经常出差。但这些时候他们总会给我鼓励的拥抱，并说："我们很好，只是分别几个星期而已。"谢谢你们的鼓励，我为你们所有人感到骄傲。

感谢我的父母——希瑟（Heather）和雷·斯托特（Ray Stott），你们允许我做我自己，并鼓励我实现自己的梦想。感谢你们同意我19岁时搬到加那利群岛去见我的梦中情人。

感谢我亲爱的哥哥斯蒂夫·斯托特（Steve Stott），感谢你教会了我很多东西，尽管在我感到沮丧和困惑时会难以控制情绪。谢谢你在我开车旅行落入灌木丛时救了我。感谢你为我们抓拍到与长尾鲨相遇的精彩瞬间。

感谢瑞安·肯德里克（Ryan Kendrick），他撰写了有关运动胶布（DynamicTape®）的章节。

感谢唐娜·斯特拉坎（Donna Strachan），她帮助我编写了附录的内容。

感谢索菲·库克（Sophie Cook）愿意做我的摄影模特，感谢摄影师利兹·瓦内加斯·德·奎克登（Liz Vanegas de Quickenden）为我拍摄照片。

最后，我要感谢多年来激励和支持我的许多人，但是我不知道其中一些人的姓名。这些人包括（下面的排名不分先后）：艾莉森·罗斯（Alison Rose）、罗恩·汤普森（Rone Thompson）、皮埃尔·麦考特（Pierre McCourt）、安吉拉·麦克诺顿（Angela McNaughton）、尼尔·布莱克（Neil Black）、布鲁斯·汉密尔顿博士（Dr. Bruce Hamilton）、保罗·戴克斯特拉博士（Dr. Paul Dykstra）、罗宾·查克拉维提博士（Dr. Robin Chakraverty）、格里·拉莫吉达博士（Dr. Gerry Ramogida）、丹尼斯·普利默（Denise Plimmer）和阿曼达·斯托特（Amanda Stott）等。

参考文献

Greenhalgh T, Howick J, and Maskrey N (2014). Evidence-based medicine: a movement in crisis? *British Medical Journal* 348(4): 3725–3725.

Huntley AL, Johnson R, Purdy S, Valderas JM, and Salisbury C (2012). Measures of mulitmorbidity and morbidity burden for use in primary care and community settings: a systematic review and guide. *Annals of Family Medicine* 10(2): 134–141.

Sackett DL, Rosenberg WMC, Gray JAM, Haynes RB, and Richardson WS (1996). Evidence-based medicine: what it is and what it isn't. *British Medical Journal* 312: 71–72.

第 1 章

解剖学术语

描述位置和方向的术语

前侧/腹侧	朝向身体前方
后侧/背侧	朝向身体后方
近端/上端	靠近身体躯干
远端/下端	远离身体躯干
尾部	朝向尾部——类似于远端/下端
头部	朝向头部——类似于近端/上端
深层	其他结构之下
表层	其他结构之上
外侧	远离身体中线
内侧	靠近身体中线
手掌	手指和腕之间的前面
足底	足的下表面
俯卧	面朝下躺着
仰卧	面朝上躺着
屈曲	减小身体两个部位之间的夹角
伸展	增加身体两个部位之间的夹角
内收	身体部位向中线移动
外展	身体部位远离中线移动
水平外展	肩部外展90度，在水平面上移动，远离身体前侧
水平内收	肩部屈曲90度，在水平面上向身体的中线移动

人体各部位位置和运动方向的描述均以"解剖位置"（图1.1）为基础。

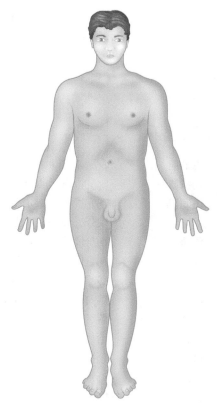

图1.1　普遍认可的原始参考位置，用于描述身体部位及其运动的相对位置，被称为"解剖位置"

肩胛平面	与冠状面约呈30度夹角（图1.2）
内旋	朝向身体中心的旋转
外旋	远离身体中心的旋转
环转	屈曲、伸展、内收和外展的组合
前移	相对于周围其他部位，身体部位向身体前侧的运动
后移	相对于周围其他部位，身体部位向身体后侧的运动

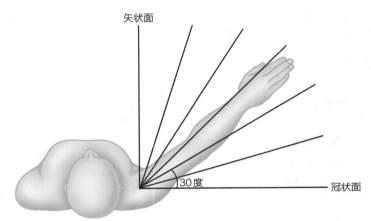

图1.2 肩胛平面

词汇表

主动肌	收缩以移动身体部位的肌肉
拮抗肌	对抗特定运动的肌肉
协同肌	在完成某一特定动作时，协助主动肌完成需要的动作，中和过多的运动成分，确保在期望的运动平面上产生力量的肌肉
同侧	在身体的同一侧
对侧	在身体的相对侧
ASIS	髂前上棘（anterior superior iliac spine）
AIIS	髂前下棘（anterior inferior iliac spine）
PSIS	髂后上棘（posterior superior iliac spine）
Rx	治疗
Cx	颈椎
Tx	胸椎
Lx	腰椎
ROM	运动范围（range of movement）
负荷过度	无法实现无痛的被动末端伸展
屈膝仰卧	双膝屈曲，双脚平放于地面仰卧

VAS

视觉模拟疼痛量表（VAS）与患者感觉到的疼痛程度有关，范围从无痛到极度疼痛。患者在图片上圈出或在线上标出代表他们当前感知疼痛程度的点（图1.3）。

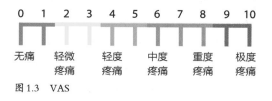

图1.3 VAS

运动平面

"运动平面"这个术语是指穿过人体的二维截面。它提供了身体或身体部位的视图，身体仿佛被一条假想线切开一样（图1.4）。

- 矢状面垂直穿过身体，将身体分成左、右两部分。
- 额（冠）状面垂直穿过身体，将身体分为前、后两部分，与矢状面相互垂直。
- 横截面为水平面，将身体分为上、下两部分，并与其他两个平面互相垂直。

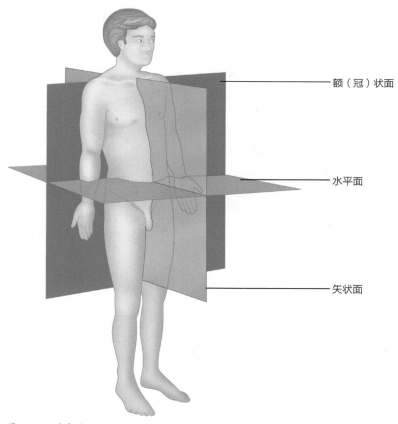

图1.4 运动平面

骨骼肌的结构和功能

骨骼肌（躯体肌或随意肌）约占人体总重量的40%，由无分支的横纹肌纤维组成，被疏松的网状结缔组织包裹在一起。肌肉收缩时，缩短的程度取决于肌纤维的排列方式。尽管所有运动都是通过肌肉收缩来实现的，但这与肌纤维的排列方式无关。骨骼肌的主要功能是通过收缩缩短拉动关节，改变相关骨骼的相对位置，产生运动。肌腱通过筋膜延伸（附着）与骨膜融合。

骨骼肌结构概述

骨骼肌的功能单元是肌纤维（图1.5a）。

肌肉由许多单独的肌纤维组成，这些肌纤维细胞具有多个细胞核，呈细长的圆柱形，宽度为10~100微米，长度从几毫米到30厘米（约12英寸；1英寸≈2.54厘米，其后不再标注）以上。肌纤维的细胞质被称为肌质，被包裹在称为肌膜的细胞膜内。每一根肌纤维都由一层细致的肌内膜所包裹。

肌纤维聚集成束状（图1.5b）肌束，由肌外膜覆盖。肌纤维束聚集在一起，整块肌肉被包裹在一个称为肌外膜的筋膜鞘中。这些肌膜覆盖整块肌肉，从一个附着点到另一个附着点。有时将整个结构称为肌腱单元。

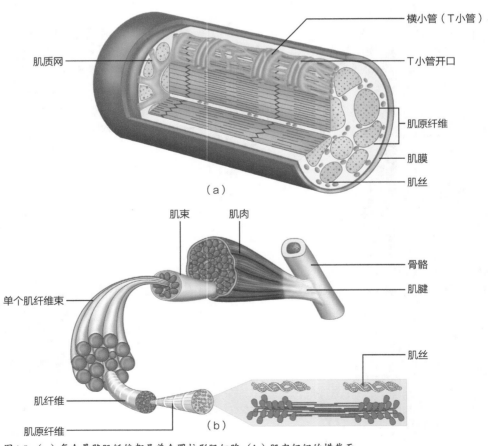

图1.5 （a）每个骨骼肌纤维都是单个圆柱形肌细胞；（b）肌肉组织的横截面

肌原纤维

通过电子显微镜，可以分辨出贯穿整个肌纤维长度的收缩成分，即肌原纤维。肌原纤维由长链蛋白组成，包括肌动蛋白、肌球蛋白、肌巨蛋白和其他连接蛋白。这些蛋白质分别组成粗肌丝、细肌丝，沿着肌原纤维的长度在被称为肌节的部分重复。肌肉通过粗（肌球蛋白）、细肌丝（肌动蛋白）的相互滑动进行收缩。肌原纤维揭示了由粗、细两种不同类型肌丝的重叠形成的明暗带交替，从而使肌纤维具备横纹特征。这些亮带又被称为明带（I），由较细的肌动蛋白肌丝组成；暗带（A）由较粗的肌球蛋白肌丝组成。第三种连接肌丝是由黏性蛋白质——肌巨蛋白组成，肌联蛋白是人体组织中含量排第三的蛋白质。

肌球蛋白呈桨状延伸，自肌丝发散，就像小船的船桨。这些延伸部分附着在肌动蛋白肌丝上，在两种类型的肌丝之间形成所谓的"横桥"。这些横桥利用三磷酸腺苷（ATP）的能量将肌动蛋白束拉得更紧[1]。因此，肌丝的明带和暗带的重叠程度越来越大，就像交叉的手指，从而引发肌肉收缩。一组肌动蛋白-肌球蛋白肌丝被称为肌节。

羽状/肌纤维方向

肌肉根据肌束的排列而形状各异。这是为了根据肌肉的位置和动作而提供相对最佳的机械效率。由常见的肌束排列形成的肌肉形状可以分为平行肌、羽状肌、扇形肌和环形肌，每类形状都有子类别。不同的肌肉形状如图1.6所示。

平行肌

在这种排列中，肌束与肌肉的长轴平行。如果肌束延伸到整个肌肉长度，则称之为带状肌（如缝匠肌）。如果肌肉有扩大的肌腹，两端为肌腱，则称之为梭状肌（如肱二头肌）。若扩大的肌腹位于两端，肌腱位于中间，这种肌肉被称为二腹肌。

羽状肌

顾名思义，羽状肌是因为它们的肌束较短，倾斜地附着在肌腱上，就像羽毛的结构一样（拉丁语penna表示羽毛）。如果肌腱在肌肉的一侧发育，则称之为单羽状肌，例如，腿部的趾长屈肌。如果肌腱位于中间，肌纤维倾斜地附着在两侧，则称其为双羽状肌，股直肌就是一个很好的例子。如果有许多肌腱嵌入肌肉，并且肌纤维倾斜地附着在多个方向上（类似于许多羽毛排列在一起），即为多羽状肌，最好的例子是三角肌的中间束。

---

1. 汉森和赫胥黎的滑行肌丝理论（Huxley and Hanson, 1954）是人们普遍接受的假设，该理论可以用于对肌肉功能做出解释。肌纤维接受神经冲动，从而释放储存肌肉中的钙离子。在肌肉能量来源ATP的作用下，钙离子与肌动蛋白、肌球蛋白结合形成静电（磁性）键。这种结合使肌纤维缩短，导致肌肉收缩或肌张力增加。当神经冲动停止时，肌纤维放松。由于肌纤维的弹性作用，肌丝恢复到未收缩时的长度，即肌张力的静息水平。

扇形肌

起源较广泛，肌束向单一的肌腱汇聚，使肌肉呈三角形的肌肉被称为扇形肌。最佳的例子是胸大肌。

环形肌

肌束排列成同心环的肌肉被称为环形肌。人体内所有的括约肌（骨骼肌）都属于这种类型。肌束环绕着一个开口，通过收缩关闭开口，如眼轮匝肌。

神经组织

神经组织由神经元组成。神经元传递神经冲动。神经元由细胞体、轴突和树突组成。轴突类似于从细胞体中发出的细长丝。树突是短而突出的纤维束，向细胞体传递冲动。

轴突被叫作髓鞘的外层覆盖。这种脂肪覆盖物沿着轴突的长轴间隔分布。髓鞘中的中断部位被称为郎飞结（Nodes of Ranvier）。有外层髓鞘的轴突被称为有髓纤维，而没有外

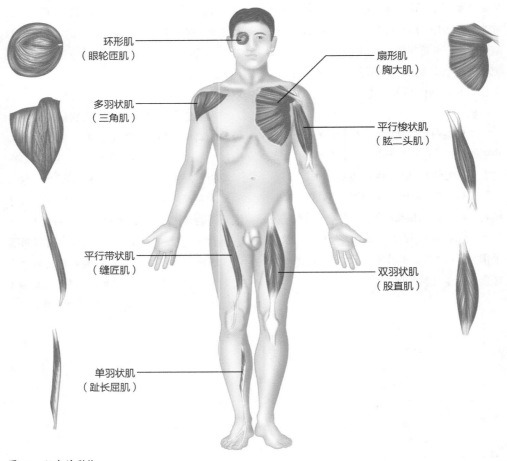

环形肌
（眼轮匝肌）

扇形肌
（胸大肌）

多羽状肌
（三角肌）

平行梭状肌
（肱二头肌）

平行带状肌
（缝匠肌）

双羽状肌
（股直肌）

单羽状肌
（趾长屈肌）

图1.6　肌肉的形状

层髓鞘的轴突被称为无髓纤维。无髓纤维主要存在于自主神经系统。轴突有一层名为神经膜的外层，但目前仅发现于脊髓外神经。

神经系统每天24小时向身体所有细胞发送信号。连接脊髓（通常位于第一和第二腰椎之间）至脚趾的神经元可达半米或更长。神经可以像人的小指一样粗，也可以像细线一样细；事实上，它们是微观结构。神经组织和神经细胞如图1.7所示。

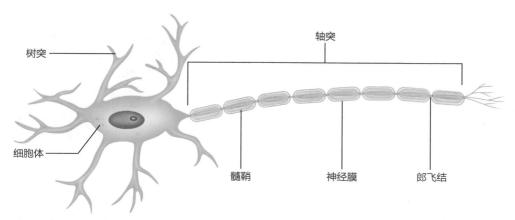

图 1.7 神经组织和神经细胞

坐骨神经

坐骨神经（图1.8）是人体内最长、最宽的神经。它起源于腰背部，从脊神经L4到S3开始，并深入梨状肌直至下肢。坐骨神经支配着股二头肌、半膜肌和半腱肌。坐骨神经损伤包括感觉的改变、麻木、无力，不适症状甚至会放射至下肢。根据刺激的来源和程度，疼痛可为轻度到重度。坐骨神经刺激通常发生在单侧脊柱L5或S1节段。疼痛可以一直蔓延到脚，并且阻碍正常运动，但在正常治愈的过程中，这种牵连性的疼痛应逐渐消失并且会变得更加集中。未解决的慢性疼痛，尤其是原因不明的慢性疼痛，应引起医生或保健团队的重视。

坐骨神经位于骨盆和腘窝之间，分为胫神经和腓总神经。

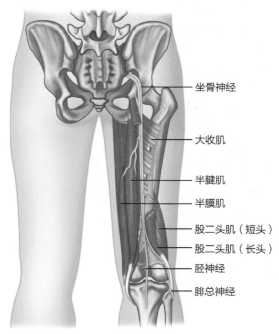

图 1.8 坐骨神经

筋膜

详细信息请参见第2章。筋膜鞘如图1.9所示。

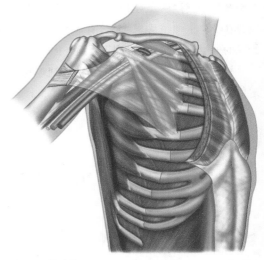

图1.9 筋膜鞘

姿势

姿势（图1.10）是身体保持平衡和控制微小肌肉收缩的方式，这些肌肉收缩由许多机制（肌肉中的弹性回缩，核心肌肉、神经系统的高级控制）来控制，是有效运动的基础。当身体处于平衡状态时，这些小的调整不容易引起注意，只需耗费很少的能量。处于站姿、坐姿或蹲姿时，身体的起伏会为抵抗重力提供支持，从而使"张拉整体结构"能够有效地移动和相互作用，以保持平衡。

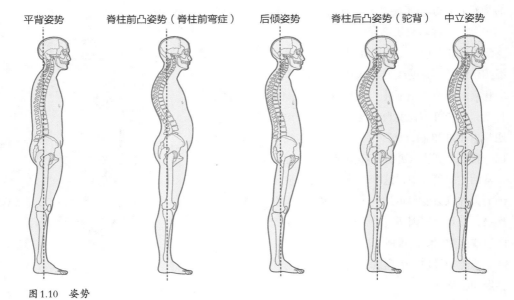

平背姿势　　脊柱前凸姿势（脊柱前弯症）　　后倾姿势　　脊柱后凸姿势（驼背）　　中立姿势

图1.10 姿势

步态

步态是一种双足运动形式，结合了下肢之间的交替动作及一系列手臂和躯干有节奏的交替运动，以产生向前的推进力。一条腿保持在地面上是为了控制、支撑和助力推进，而另一条腿处于摆动状态，是为了向前迈步。步态周期的站立和摆动阶段如图1.11所示。

1. 站立阶段（脚在地面上，占步态周期的60%）。
- 从脚跟触地到脚掌触地。
- 从脚掌触地到中立站姿。
- 从中立站姿到脚跟离地。
- 从脚跟离地到脚趾离地。
2. 摆动阶段（脚不接触地面，占步态周期的40%）。
- 从加速到中间摆动位置。
- 从中间摆动位置到减速。

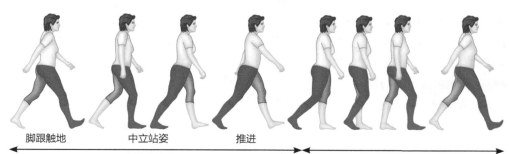

脚跟触地　　　中立站姿　　　推进

站立阶段　　　　　　　　　摆动阶段

图1.11　步态周期的站立和摆动阶段

特伦德伦伯格步态

特伦德伦伯格步态（Trendelenberg gait）的起因是髋关节外展肌（臀中肌和臀小肌）无力，随后失去稳定作用。在步态周期的站立阶段，当对侧的骨盆向下倾斜（骨盆稳定性下降）或躯干转向无力的一侧以提供补偿，试图在整个步态周期中保持骨盆水平时，这种无力会变得更加明显（在冠状面内）。例如，当左腿站立时，右侧髋关节下降，即特伦德伦伯格步态（图1.12）。

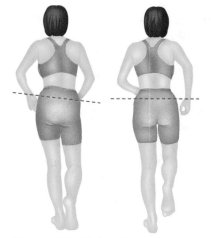

图1.12　特伦德伦伯格步态

点头运动与反点头运动

有充分的证据表明，骶髂关节（SIJ）的活动范围非常有限。当骶骨在矢状面相对于髂骨移动时，会发生两种主要的运动，即点头运动和反点头运动。点头运动指骶骨相对于髂骨向前旋转（闭合位置），关节即将承担负荷的运动（图1.13a）。反点头运动是指骶骨相对于髂骨向后旋转（图1.13b）。

骨盆倾斜

骨盆前倾是指骨盆的髂前上棘（Anterior Superior Iliac Spine，ASIS）位置低于解剖位置，髂后上棘（Posterior Superior Iliac Spine，PSIS）位置较高［通常由髋关节屈肌缩短和髋关节伸肌延长而引起，增大腰椎前凸（脊柱前弯）的幅度（图1.14a）］。

骨盆后倾是指骨盆的ASIS位置高于解剖位置，且PSIS位置低于解剖位置（通常是由髋关节伸肌缩短所致，特别是臀大肌、髋关节屈肌延长导致，腰椎前凸幅度减少及产生平背，见图1.14b）。

骨盆侧倾是指骨盆的一侧高于另一侧［常见于脊柱侧凸（脊柱侧弯）或腿长不一致］。

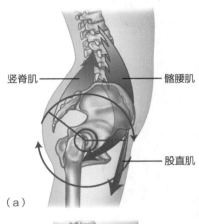

竖脊肌　　髂腰肌

股直肌

（a）

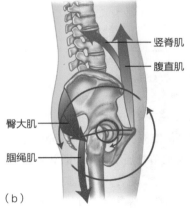

竖脊肌

腹直肌

臀大肌

腘绳肌

（b）

图1.14　骨盆倾斜：（a）前倾方向；（b）后倾方向

髂后上棘

髂骨运动

骶骨运动
（点头运动）

髂前上棘

（a）

骶骨运动
（反点头运动）

髂骨运动

（b）

图1.13 （a）骨盆旋后和骶骨点头运动；（b）骨盆旋前和骶骨反点头运动

参考文献

Huxley H and Hanson J (1954). Changes in the cross-striations of muscle during contraction and stretch and their structural interpretation. *Nature* 173 (4412): 973–976.

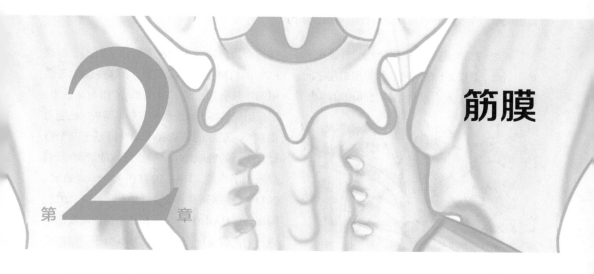

第2章 筋膜

筋膜

本章的内容可能有些枯燥，但是我认为重要的是理解应用这些技术的原因及其显著的效果。

筋膜可定义为：

"筋膜是遍布人体的结缔组织系统中的软组织部分……实际上它被认为是一种全身张力传递系统的一部分（Schleip et al., 2012）。"

"……在生物体中看到的无缝整合。当一个部分移动时，身体作为一个整体做出反应。在功能上，唯一能传递这种反应的组织是结缔组织（Schultz and Feitis, 1996）。"

很少有肌肉将全部的力直接通过肌腱传递到骨骼。实际上，它们将大部分的收缩力分散到筋膜层中（Findley, 2011）。像臀大肌这样的肌肉，其85%的肌纤维嵌入了阔筋膜（与肌肉嵌入相反）。肌肉也会将力横向传递给相邻的肌肉。在某些情况下，几乎50%的肌肉产生的力是横向传递而不是传到肌腱的（Maas and Sandercock, 2010；Findley, 2011）。这些力传给协同肌，并穿过肢体到达拮抗肌。因此，它们不仅会使相应的关节变僵硬，而且甚至可能影响几个关节之间的区域（Findley, 2011）。

筋膜的组成

一般情况下，筋膜有两种形式：致密的深层结缔组织和疏松结缔组织，前者可提供高胶原蛋白及抗张强度、硬度。

致密的深层结缔组织有两种类型：规则的、致密的结缔组织（图2.1a），其纤维沿着作用在组织（肌腱、韧带、腱膜、肌间隔）上的主导力线平行排列；不规则的、致密的结缔组织（图2.1b），呈网状，可抵抗不同方向的应力，使组织能够抵抗不可预测的应力。

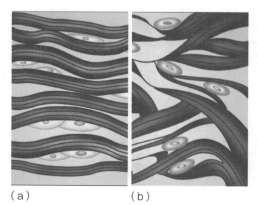

（a）　　　　　　　　（b）

图2.1 （a）规则的、致密的结缔组织结构；（b）不规则的、致密的结缔组织结构

疏松的结缔组织（稀疏排列的纤维束和单条纤维，图2.2）在致密的结缔组织层之间提供了一个柔性层，便于结构之间相对移动。

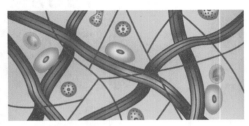

图2.2　疏松的结缔组织，呈网状

细胞外基质（ECM）被描述为一种动态复合物，它可以不断改变自身的黏弹性，以适应生理和机械需求的变化；它由糖蛋白和蛋白聚糖组成的胶状基质构成，并与较硬的纤维蛋白交织在一起（Schleip and Baker, 2015）（图2.3）。ECM还可以作为机械缓冲系统，其水合作用会影响自身的机械性能（Schleip and Baker, 2015）。

人们普遍认为，存在于ECM中的蛋白聚糖［由被称为糖胺聚糖（GAG）的多糖和不

同核心蛋白结合成的糖复合体］有助于提高ECM的机械强度和抗压能力。这些GAG带负电荷，具有亲水性（吸引水）。作为从业者，确保组织具备正确的水调节和电解质平衡能力很重要。筋膜的移动和滑动功能基于两个特征：平行的胶原纤维和弹性纤维的解剖排列，以及透明质酸（HA）的存在（Stecco et al., 2011）。根据斯泰科等人（Stecco et al., 2011）的观点，HA的生物合成和分泌是由筋膜细胞进行的。聚合反应形成大的HA分子，解聚反应将HA分解成较小的分子，筋膜加热后会在凝胶和流体（溶胶）状态之间波动（Schleip, 2003），类似于接受直接治疗技术或运动中的状态。

了解水合作用和润滑作用（对组织的滑动至关重要）可防止胶原纤维形成交联（粘连），从而减少运动损伤和后续损伤。从根本上讲，如果在受伤或受创时，细胞基质的含水量不足，身体将无法有效吸收和分散作用其上的力。施莱普和贝克（Schleip and Baker, 2015）认为，治疗性皮肤胶布（用于运动医学）之所以能产生较好的效果，可能部分是由于其放大了正常关节功能下的各个皮肤运动。

就像运动和负荷影响筋膜组织一样，固定也是如此。固定会降低组织的弹性和滑动能力（纤维排列变得杂乱无章，形成多方向的交联），从而导致组织粘连（Järvinen et al., 2002）（图2.4）。同样，如果存在功能或结构障碍，筋膜的连续性被破坏，将导致肌筋膜网的张力改变。

必须了解的是，筋膜组织约2/3的体积是由水组成的。疏松的结缔组织包含了15升（近32品脱）组织间液中的绝大部分，因此可调节营养物质向代谢活跃细胞的转运（Reed and Rubin, 2010）。在施加机械负荷的过程中，

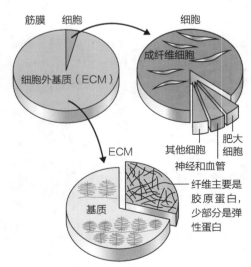

图2.3　筋膜的成分。基本成分是细胞（主要是成纤维细胞）和细胞外基质，后者由纤维和水基质组成

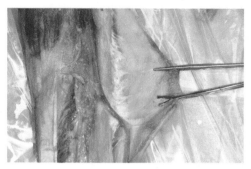

图 2.4　固定会降低组织的弹性和滑动能力，导致组织粘连（图片由约翰·夏基提供，2008）

无论是采用拉伸还是局部压迫方式，都会有大量的液体被挤出应力较大的区域，类似于挤压海绵（Schleip et al., 2012）。随后的释放，使该区域再次充满了新的液体，这些液体来自周围组织和局部血管网。海绵状结缔组织在被忽视的部位可能缺乏足够的水合作用。

在筋膜组织上施加外部负荷会导致体内这些部位重新水合（Chaitow, 2009）。在健康的筋膜中，大部分的细胞外液处于结合水状态而不是自由水（Pollack, 2013）。自由水表现为液态晶体。许多病理现象，如炎症、水肿及自由基和其他废物的增加，往往伴随着基质中水合比例的大幅度升高。当局部结缔组织像海绵一样受到挤压（可能是由于拉伸或使用泡沫轴等干预措施），随后再次水合时，先前的一些自由水可能会被结合水取代，这可能使基质中的水成分更健康（Schleip et al., 2012；Pollack, 2013）。

筋膜和相关结构适应应力变化的能力使损伤最小化，并使不同程度的力平稳、有效地被传递（Schleip et al., 2006）。筋膜还创建了间隔，消除末端（肌腱或韧带周围的筋膜嵌入骨骼周围骨膜的部位）的集中应力，协调肌肉活动和本体感受（身体内部刺激产生的对运动和空间方向的无意识感知觉）（van

der Wal, 2009）。

已有研究表明，游离和包裹的神经末梢都嵌入深层筋膜内，筋膜上有丰富的神经支配（van der Wal, 2009；Bhattacharya et al., 2010）。每一块肌肉都由肌外膜包裹。肌外膜要么由两组平行的波浪状胶原蛋白组成，以交叉排列的方式嵌入蛋白胶原基质（在一些长条状的带状肌肉中）；要么平行于肌肉的长轴排列，形成致密的表层，发挥表层肌腱的作用（在羽状肌中）（Purslow, 2010）。肌束膜（将肌肉分成多个肌束）无缝融入肌外膜，并机械地连接在一起。肌腱连接（MTJs）是由这些筋膜的末端交错结合形成的。因此，动脉、静脉和神经等结构会穿过浅筋膜（图 2.5）（Bhattacharya et al., 2010）。

因此，作为治疗师，我们可以理解，筋膜网内的任何压迫或限制都会导致高张力、疼痛和虚弱无力。我们需要了解该系统的运作方式，这样当我们把手放在患者身上时，就能知道试图让身体从功能失调状态恢复至原有功

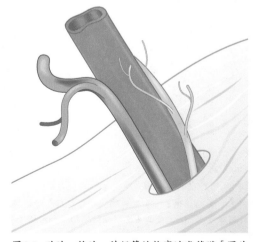

图 2.5　动脉、静脉、神经等结构穿过浅筋膜［图片转载自 Illustration reproduced from Massage Fusion（Fairweather and Mari, 2015），经 Handspring 出版社许可］

能时所要做的工作。

在成纤维细胞的帮助下，筋膜组织对日常负荷及特定负荷训练缓慢而持续地做出反应（Kjaer et al., 2009）。当ECM的机械完整性受到挑战时，特别是对组织强度、剪切能力和延展性的反复和规律的挑战，成纤维细胞被刺激后会重构和重新排列筋膜网（机械传递）。对于手法治疗师来说，重要的是要理解实践所带来的显著影响和潜在影响：有研究已证实，通过手动按压施加负荷（软组织治疗技术/泡沫轴）或通过运动、拉伸，从机械负荷到细胞反应都发生了变化，从而导致了结构变化（Khan and Scott, 2009；Chaitow, 2013）。

人们普遍认为，肌肉收缩后会通过筋膜向邻近肌肉传递多达40%的力（包括向拮抗肌传递力），而不是最初认为的向肌腱传递力（Huijing, 2007；Klinger and Schleip, 2015）。观察背阔肌、腰背筋膜和对侧臀大肌之间的关系（图2.6a）（Barker et al., 2004），髋内收肌、髋外展肌（臀中肌和臀小肌）和对侧腰方肌之间的关系（图2.6b）（Stecco et al., 2013），以及股二头肌、骶结节韧带和对侧竖脊肌之间的关系（图2.6c）（Vleeming et al., 1995），都可以看到这种力传递的效果。

结缔组织能够承受相当大的负荷，但在许多临床情况下，结缔组织所承受的机械负荷明显过低（Schleip and Baker, 2015）。同样可以明确的是，机械负荷能提供一种最强的刺激，使基质组织的适应能力变得更强，并且使损伤的恢复情况比没有负荷时更快、更好（Schleip and Baker, 2015）。

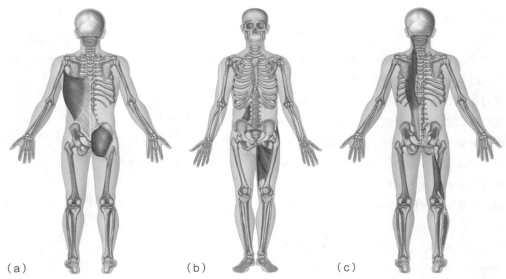

（a）　　　　　　　　（b）　　　　　　　　（c）

图2.6　力的传递。（a）背阔肌、腰背筋膜和对侧臀大肌；（b）髋内收肌、髋外展肌（臀中肌和臀小肌）和对侧腰方肌；（c）股二头肌、骶结节韧带和对侧竖脊肌

张拉整体结构

因格贝尔（Ingber, 1993）认为：

只有张拉整体结构才能解释每次移动手臂时，皮肤、ECM会如何伸展，细胞会如何变形，以及构成细胞内部框架的相互连接的分子会如何感受到拉力而不会破损或断裂。

他接着指出：

其中一个部分的张力增加，会导致整个结构中各部分的张力增加，对侧的部分也是如此。

因格贝尔（Ingber）在此描述的是全身应力的机械分布。对筋膜网的任何损害（对软组织的损害，无论其身体位置如何，包括过度使用和姿势适应）都将传递到全身（图2.7）。

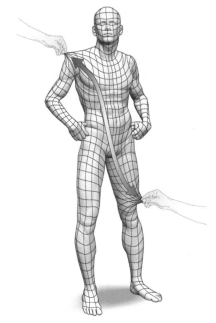

图2.7　筋膜网某一区域的应力可传递至身体其他部位［插图经 Handspring 出版社许可，摘自 *Massage Fusion*（Fairweather and Mari, 2015）］

支持张拉整体结构原理的证据

卡索里克等人（Kassolik el al., 2009）进行了一项研究，即基于张拉整体结构原理来研究张力在人体中的传递。他们对33个参与者的肱桡肌和腓骨肌进行了3次时间较短的按摩。尽管三角肌和阔筋膜张肌与被按摩的肌肉没有直接相连，但它们对按摩有反应（前者对肱桡肌按摩，后者对腓骨肌按摩），因此证实了张拉整体结构原理。

解剖学训练

迈尔斯（Myers, 1997, 2001, 2009）发现整个筋膜网可被分为肌筋膜的功能线或运动链。他根据每条线的运动功能对其进行分类，发现某条线中的局部损伤会沿该线传递张力（导致随后整条线及其他线的功能失调/障碍）。迈尔斯建议通过肌筋膜手法治疗（将身体作为一个整体的功能单位来施加影响，并将先前受伤的影响降至最低）来平衡各条功能线，从而降低未来受伤的风险，并改善身体的整体运动功能。

可采用特定的重复训练为提升运动表现做准备。由于训练的重复性，技术训练将在筋膜组织中产生负荷反应（增厚）；如果身体没有适应这种负荷且未得到合适的处理，则会影响运动。当效率受到影响时，组织的强度和耐力就会随之失衡（Chaitow, 2007; De Witt and Venter, 2009）。德·威特和文特（De Witt and Venter, 2009）对优秀运动员的肌肉长度进行了评估，发现稳定性肌肉随着重复使用变得"固定拉长"，而爆发力更强的肌肉则"固定缩短"。

邦奇（Bunkie）测试

德·威特和文特（De Witt and Venter, 2009）提出将邦奇测试作为确定5条功能线中的筋膜限制的一项结果指标，因为他们注意到重复运动可能会导致筋膜对相对组织的缩短、增厚或延长做出反应（导致功能障碍和受伤）。经过与优秀运动员12年的合作证实，这项等长测试可用于确定明显的筋膜限制区域，以及其所处的运动链和功能线（Myers, 2009）。如果筋膜在一条特定的线中能发挥完整的功能，就应该允许该线中的所有肌肉在该线测试姿势的时间内（40秒）激活和支撑身体。如果不是，并且有灼伤、刺痛或任何不适感限制了特定姿势的保持时间，则表示有受限或"固定拉长"的区域。建议在干预后定期重复测试，直到所有姿势都能保持40秒。

尽管邦奇测试没有经过信度和效度检验，但应该注意到物理治疗师（Brumitt, 2009）和体能教练（Ronai, 2015）对该测试的兴趣，特别是在运动人群之中应用。

邦奇测试——实际应用

- 5种姿势/功能线。
- 在身体的左、右两侧重复。
- 所需器材：
  - 长凳，高25~30厘米（10~12英寸）；
  - 防滑垫；
  - 秒表。
- 每个姿势保持40秒（运动员）。
- 具有平衡对称筋膜的运动员能保持每种姿势40秒，并且没有任何紧绷感。
- 如果感觉到抽筋、灼烧或疼痛，则停止测试（这不是力量测试）。
- 记录时间。
- 如果你在过去3个月中曾进行关节手术，请不要做此测试。

- 在经验丰富的筋膜治疗师的帮助下，经过前3次治疗后，应该有所改善。
- 可以用邦奇测试来评估所有Rx（治疗）技术的有效性。
- 确定固定拉长的区域即为较弱的区域。
- 出现疼痛意味着存在被固定拉长的筋膜或受限的肌肉。
- 若感到灼烧/抽筋/疼痛/紧绷感，表示该线上的筋膜灵活性降低。
  - Rx——平均4次，每周2次。
    示例：
    星期一——训练之前的Rx和训练之后的Rx；
    星期四——相同。
- 确定是由功能线较弱/无力，而不是疼痛或不适，导致无法保持姿势？
  - 在训练前激活；
  - 保持针对较弱功能线的测试姿势2次，每次2秒——累积最多6次，每次6秒及以上。

后力线（图2.8）

- 保持肩部和髋部成一条直线。
- 肘部垂直于肩部。
- 不允许身体旋转。
- 双手不能放在髋部下面提供支撑。
- 脚踝保持中立位。
- 保持40秒或坚持至感到不适时，记录时间（分数）。

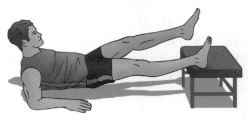

图2.8 后力线

后稳定线（图 2.9）

- 保持肩部和髋部成一条直线。
- 肘部垂直于肩部。
- 保持支撑侧膝关节弯曲 90 度。
- 不允许身体旋转。
- 双手不能放在髋部下面提供支撑。
- 脚踝保持中立位。
- 保持 40 秒或坚持至感到不适时，记录时间（分数）。

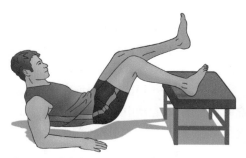

图 2.9　后稳定线

前力线（图 2.10）

- 保持肩部和髋部成一条直线。
- 肘部垂直于肩部。
- 前臂朝向前方并且相互平行。
- 不允许身体旋转或倾斜。
- 保持 40 秒（运动员）。

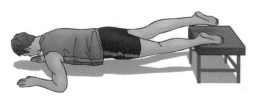

图 2.10　前力线

侧力线（图 2.11）

- 保持肩部和髋部成一条直线。
- 对侧肘部垂直于肩部。
- 对侧手臂支撑，同侧手放在髋部。

- 不允许身体旋转或倾斜。
- 双腿必须完全伸展。
- 脚踝保持中立位。
- 保持 40 秒或坚持至感到不适时，记录时间（分数）。

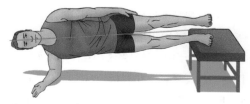

图 2.11　侧力线

内侧稳定线（图 2.12）

- 保持肩部和髋部成一条直线。
- 对侧肘部垂直于肩部。
- 对侧手臂支撑，同侧手放在髋部。
- 不允许身体旋转或倾斜。
- 双腿必须完全伸展。
- 下面的脚应紧贴长凳。
- 脚踝保持中立位。
- 保持 40 秒或坚持至感到不适时，记录时间（分数）。

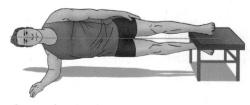

图 2.12　内侧稳定线

在体育运动中，复杂而重复的运动方式需要最佳的肌肉功能。因此，对于教练和治疗师来说，必须能够测试影响肌肉功能的所有因素，包括筋膜限制区域。邦奇测试旨在测试运动链上的筋膜限制区域，对于教练和治疗师来说，它可能是用于确认运动员能否恢复运动的理想工具。虽然我关注的是运动人群，但在治疗普通人士时，我也经常使用这个测试。

骨盆

对影响腰椎骨盆区域稳定性和骨盆带或下背痛（腰痛）的局部和稳定性问题的筋膜进行检查，对于中枢神经系统相互作用以实现最佳运动控制是有益和有指导意义的（Schleip and Baker, 2015）。应该认识到骨盆作为躯干和下肢之间的联系纽带所发挥的重要作用（Cusi, 2010），骨盆带或骶髂关节功能不全可能与下背痛、损伤、尿失禁和呼吸问题相关（Schleip and Baker, 2015）。

通过范围较广的特定肌筋膜链促进力性闭合和韧带张力增强，可提高骶髂关节（SIJ）的稳定性。例如，骶结节韧带（van Wingerden et al., 2004）。力性闭合的定义指：

改变由韧带、筋膜、肌肉张力所产生的关节反作用力和地面反作用力的效果，以提供强大的负荷来克服重力（Cusi, 2010）。

臀大肌、股二头肌、背阔肌、椎旁肌、腹横肌/腹内斜肌腱膜和胸腰筋膜的广泛连接有利于力的传递（Carvalhais et al., 2013）。胸腰筋膜对下腰椎和SIJ的完整性至关重要（Willard et al., 2012）。SIJ对动作平稳，脊柱和四肢之间的有效负荷转移，以及上述功能的相互作用和影响至关重要（Cusi, 2010；Vleeming et al., 2012）。

治疗注意事项

在进行任何结缔组织或筋膜的治疗干预之前，我强烈建议先评估运动员的水合状况。如前所述，由于脱水和固定不动引起的慢性

应激会导致过度粘结，形成疤痕和粘连，限制这些具有弹性的组织的运动。

作为临床医生，你在进行治疗干预之前，应完成完整的主观和客观评估。我们不想把所有注意力都集中在不适的区域，我们将寻求实施一项减轻疼痛的全面治疗计划。客观评估过程应包括观察和触诊（以与组织触变特性一致的速度）、关节和肌肉测试，以及诸如邦奇测试之类的结果评估。

熟练应用手法技术对筋膜系统进行调节，以及逆转胶原蛋白过度生产的过程，从而改善组织功能和优化肌肉骨骼损伤的康复机制（Martinez Rodriguez and Galan del Rio, 2015）。

当运动员处于局部和全身筋膜预张力较高的状态时（在运动中经常会观察到这种情况），事实证明，有必要引入专门改善僵硬筋膜区域的弹性和变形能力的预防和治疗干预技术（Schleip and Baker, 2015）。经典的康复方案包括无痛拉伸训练和专门针对受限区域的技术，如深层摩擦按摩、格拉斯顿（Graston）技术（注：通过在患者身上滚动6种振动工具，准确找到疤痕组织出现的位置，并通过各种物理治疗、振动等技术来予以治疗）和冲击波治疗（Hammer, 2008；Sussmich-Leitch et al., 2012）。但是，这些措施可能有所不足。在这种情况下，很明显，有必要在受限区域中熟练施加手动力量，以恢复和改善筋膜系统吸收和消除重复性机械负荷的能力（Martinez Rodriguez and Galan del Rio, 2015）。

肌筋膜损伤易形成疤痕（胶原蛋白的病理性交联），再次受伤的风险大大提高（Baoge et al., 2012）。这个疤痕区是由于损伤组织适应早期多方向负荷而形成的。在运动医学中，常用富血小板血浆（Platelet-Rich Plasma, PRP）治疗疤痕组织以加快愈合过程（Creaney and

Hamilton, 2008）。但是，结缔组织过度增生伴随不同生长因子的释放，必然会破坏再生 - 纤维化平衡和影响收缩性疤痕的形成，从而导致功能缺陷（Martinez Rodriguez and Galan del Rio, 2015）。在这种情况下，建议使用手法治疗（高张力基质），这是因为需要将受损组织恢复至损伤前状态，避免胶原蛋白过度增生（Martinez Rodriguez and Galan del Rio, 2015）。我们试图促进组织从高张力状态转变为低张力状态。建议以一种可控的手动方式施加不同的机械刺激（定向手动机械传导），因为这会导致微观水平的张力正常化（通过受体整合素在细胞骨架和ECM之间进行张力的重新协调）（Martinez Rodriguez and Galan del Rio, 2013）。

这种重新协调应能使细胞功能正常化，并提供ECM的中期重塑（Martinez Rodriguez and Galan del Rio, 2013）。托齐（Tozzie, 2012）的观点对这些讨论有所助益，他认为手法治疗可减少胶原纤维之间的交联，从而影响纤维化组织的结构变化。施莱普（Schleip, 2003）将筋膜技术的益处归因于神经生理效应（神经系统不同水平的调节），即通过刺激机械感受器对手动按压和变形做出反应。这是一个重要的发现，由于增加的水合作用（血管舒缩反应），这种直接治疗方法可以促进组织的滑动。

通过全身康复方法，筋膜技术可以在进行力量和拉伸练习之前提高胶原蛋白的重组能力，旨在促进胶原和成纤维细胞张力轴的纵向排列；在可变形基质上施加离心负荷，能使筋膜界面减少病理性交联以及进行更好的水合作用。这比在筋膜层之间滑动能力较弱的刚性基质上进行负荷治疗更有意义（Martinez Rodriguez and Galan del Rio, 2015）。

通常使用拉伸技术和关节松动术来恢复肌筋膜损伤和伴随的运动范围（ROM）丧失。这些技术没有考虑到受伤和疼痛后的固定会导致嵌入关节的结缔组织（韧带、关节囊、骨膜）变得紊乱、脱水并失去弹性，以及筋膜层之间的滑动、关节面的平移和旋转能力显著降低。因此，利用影响关节周围系统的软组织治疗技术（疤痕组织技术、深层组织按摩、深层摩擦、神经肌肉技术）来诱发基质再水合反应（触变反应），并在直接进行关节松动术和随后的渐进负荷之前破坏病理性交联是有益的。

关节周围肌筋膜组织内的僵硬可能会改变肌肉的张力调节，对肌肉强化产生负面影响，改变对本体感受的重塑（筋膜组织是本体感受的基础）和以运动为基础的动作恢复训练的效果（Stecco et al., 2007；van der Wal, 2009；Martinez Rodriguez and Galan del Rio, 2015）。机械感受器对整个筋膜网中的细微张力变化高度敏感。如果这种高度敏感的变形检测器因损伤和受损组织导致的紊乱和僵硬而受损，其适应牵引力、扭转力或压迫力的反应能力也可能下降。

马丁内斯·罗德里格兹和阿尔伯特·德·里奥（Martinez Rodriguez and Galan del Rio, 2015）强调了手法治疗技术的重要性，因为它可以使机械感受器的刺激机制正常化（实现有效的运动反应），并在强化、负荷和本体感受训练课程之前和期间对筋膜结构进行重新排列和重塑。这些技术是非侵入性的、有效的，即使是在远离疼痛的筋膜区域，也具有修改ECM和恢复滑动的能力（Stecco and Day, 2010）。

麦格隆等人（McGlone et al., 2014）发现，人与其他灵长类动物在浅筋膜内所谓的

"触觉C纤维"之间存在有趣的关联（间质神经元位于覆盖着毛发的皮肤处，从进化角度来说这与修饰行为有关）。当受到刺激时，这些筋膜内神经元不会发出任何本体感受信息（并且大脑显然无法定位刺激区域的起源）；但是，它们触发了岛叶皮层的激活，表现为一种平和的幸福感和社会归属感（McGlone et al., 2014）。这些研究再次证实了手法治疗技术和治疗性按摩的有效运用。

拉伸

莱德曼（Lederman, 2013）认为，为了影响ROM适应，体育活动的强度和持续时间需要超负荷（超出当前水平）。通常，这些阈值远高于日常功能活动的水平（Muijka and Padilla, 2001；Arampatizis et al., 2010）。卡塔丽尼克等人（Katalinic et al., 2010）得出结论，临床拉伸（包括被动和主动）没有使ROM发生变化，因为许多临床拉伸方法实际上没有提供必要的力量或速度太快。莱德曼（Lederman, 2013）建议采用功能性更强的方法，将ROM的恢复纳入日常任务之中。

参考文献

Arampatizis A, Peper A, Bierbaum S and Albracht K (2010). Plasticity of human Achilles tendon mechanical and morphological properties in response to cyclic strain. *Journal of Biomechanics* 43(6): 3073–3079.

Baoge L, van den Steen E, Rimbaut S, Philips N, Witvrouw E, Almqvist K, Vandersraeten G and Vanden Bossche L (2012). Treatment of skeletal muscle injury: a review. *ISRN Orthopaedics* 2012: 1–7.

Barker PJ, Briggs CA and Bogeski G (2004). Tensile transmission across the lumbar fasciae in unembalmed cadavers: effects of tension to various muscular attachments. *Spine* 29(2): 129–138.

Bhattacharya V, Barooah P, Nag,T, Chaudhuri G and Bhattacharya S (2010). Detail microscopic analysis

of deep fascia of lower limb and its surgical implication. *Indian Journal of Plastic Surgery* 43(2): 135.

Brumitt J (2009). A new functional test promoted to measure core strength. *NCSA's Performance Training Journal* 8(3): 15–16.

Carvalhais VOD, Ocarino JM, Araujo VL, Souza TR, Silva PL and Fonseca ST (2013). Myofascial force transmission between the latissimus dorsi and gluteus maximus muscles: an in vivo experiment. *Journal of Biomechanics* 46: 1003–1007.

Chaitow L (2007). *Positional Release Techniques*. Edinburgh: Churchill Livingstone.

Chaitow L (2013). Understanding mechanotransduction and biotensegrity from an adaptation perspective. *Journal of Bodywork and Movement Therapies* 17: 141–142.

Creaney L and Hamilton B (2008). Growth factor delivery methods in the management of sports injuries: the state of play. *British Journal of Sports Medicine* 42(5): 314–320.

Cusi MF (2010). Paradigm for assessment and treatment of SIJ mechanical dysfunction. *Journal of Bodywork and Movement Therapies* 14: 152–161.

De Witt B and Venter R (2009). The "Bunkie" test: assessing functional strength to restore function through fascia manipulation. *Journal of Bodywork and Movement Therapies* 13: 81–88.

Fairweather R and Mari M (2015). *Massage Fusion*. Edinburgh: Handspring.

Findley TW (2011). Fascia research from a clinician/ scientist's perspective. *International Journal of Therapeutic Massage and Bodywork* 4(4): 1–6.

Hammer WI (2008). The effect of mechanical load on degenerated soft tissue. *Journal of Bodywork and Movement Therapies* 12(3): 245–256.

Huijing PA (2007). Epimuscular myofascial force transmission between antagonistic and synergistic muscles can explain movement limitation in spastic paresis. *Journal of Electromyographical Kinesiology* 17(6): 708–724.

Ingber DE (1993). Cellular tensegrity: defining new rules of biological design that govern the cytoskeleton. *Journal of Cellular Science* 104(3): 613–627.

Järvinen TAH, Józsa L, Kannus P, Järvinen TLN and Järvinen M (2002). Organization and distribution of intramuscular connective tissue in normal and immobilized skeletal muscles. *Journal of Muscle Research and Cell Motility* 23: 245–254.

Kassolik K, Jaskólska A, Kisiel-sajewicz K, Marusiak J, Kawczyn ski A and Jaskólski A (2009). Tensegrity principle in massage demonstrated by electro-

and mechanomyography. *Journal of Bodywork and Movement Therapies* 13: 164–170.

Katalinic OM, Harvey LA, Herbert RD (2010). Stretch for the treatment and prevention of contractures. Cochrane Database Systematic Review 8(9): CD007455.

Khan KM and Scott A (2009). Mechanotherapy: how physical therapists' prescription of exercise promotes tissue repair. *British Journal of Sports Medicine* 43: 247–252.

Kjaer M, Langberg H, Heinemeier K, Bayer ML, Hanse M, Holm L, Doessing S, Kongsgaard M, Krogsgaard MR and Magnusson SP (2009). From mechanical loading to collagen synthesis, structural changes and function in human tendon. *Scandinavian Journal of Medical Sports Science* 19(4): 500–510.

Klinger W and Schliep R (2015). Fascia as a bodywide tensional network: anatomy, biomechanics and physiology. In Schleip R and Baker *A Fascia in Sport and Movement*. Edinburgh: Handspring.

Lederman E (2013). *Therapeutic Stretching: Towards a Functional Approach*. London: Elsevier.

Maas H and Sandercock TG (2010). Force transmission between synergistic skeletal muscles through connective tissue linkages. *Journal of Biomedicine and Biotechnology* 2010: 1–9.

Martinez Rodriguez R and Galan del Rio F (2013). Mechanistic basis of manual therapy in myofascial injuries: sonoelastographic evolution control. *Journal of Bodywork and Movement Therapies* 17(2): 221–234.

Martinez Rodriguez R and Galan del Rio F (2015). Understanding mechano-adaptation of fascial tissues: application to sports medicine. In Schleip R and Baker *A Fascia in Sport and Movement*. Edinburgh: Handspring.

McGlone F, Wessberg J and Olausson H (2014). Discriminative and affective touch: sensing and feeling. *Neuron* 82(4): 737–755.

Muijka M and Padilla S (2001). Muscular characteristics of detraining in humans. *Medical Science in Sports and Exercise* 333: 1297–1303.

Myers TW (1997). The "anatomy trains": part 2. *Journal of Bodywork and Movement Therapies* 1(3): 134–145.

Myers TW (2001). *Anatomy Trains*. Edinburgh: Churchill Livingstone.

Myers TW (2009). *Anatomy Trains: Myofascial Meridians for Manual and Movement Therapists*. Edinburgh: Churchill Livingstone.

Pollack GH (2013). *The Fourth Phase of Water: Beyond Solid, Liquid and Vapor*. Seattle, Washington: Ebner and Sons.

Purslow P (2010). Muscle fascia and force transmission. *Journal of Bodywork and Movement Therapies* 14: 411–417.

Reed RK and Rubin K (2010). Transcapillary exchange: role and importance of the interstitial fluid pressure and the extracellular matrix. *Cardiovascular Research* 87(2): 211–217.

Ronai S (2015). The Bunkie Test. *Strength and Conditioning Journal* 37(3): 89–92.

Schleip R (2003). Fascial plasticity—a new neurobiological explanation: parts I and II. *Journal of Bodywork and Movement Therapies* 7(1): 11–19.

Schleip R and Baker A (2015). *Fascia in Sport and Movement*. Edinburgh: Handspring.

Schleip R, Duerselen L, Vleeming A, Naylor IL, Lehmann-Horn F, Zorn A, Jaeger H and Klingler W (2012). Strain hardening of fascia: static stretching of dense fibrous connective tissues can induce a temporary stiffness increase accompanied by enhanced matrix hydration. *Journal of Bodywork and Movement Therapies* 16(1): 94–100.

Schleip R, Naylor IL, Ursu D, Melzer W, Zorn A, Wilke HJ, Lehmann-Horn F and Klingler W (2006). Passive muscle stiffness may be influenced by active contractility of intramuscular connective tissue. *Medical Hypotheses* 66(1): 66–71.

Schultz R and Feitis R (1996). *The Endless Web*. Berkeley, California: North Atlantic Books.

Stecco A, Gilliar W, Hill R, Fullerton B and Stecco C (2013). The anatomical and functional relation between gluteus maximus and fascia lata. *Journal of Bodywork and Movement Therapies* 17(4): 512–517.

Stecco C, Cagey O, Belloni A, Pozzuoli A, Porzionato A, Macchi V, Aldergheri R, DeCaro R and Delmas V (2007). Anatomy of the deep fascia of the upper limb—second part: study of innervation. *Morphologie* 91(292): 38–43.

Stecco C and Day JA (2010). The fascial manipulation technique and its biomechanical model: a guide to the human fascial system. International *Journal of Therapeutic Massage and Bodywork* 3(1): 38–40.

Stecco C, Stern R, Porzionato A, Macchi V, Masiero S, Stecco A and De Caro R (2011). Hyaluronan within fascia in the etiology of myofascial pain. *Surgery of Radiological Anatomy* 33(10): 891–896.

Sussmich-Leitch SP, Collins NJ, Bialocerkowski AE, Warden SJ and Crossley KM (2012). Physical therapies for Achilles tendinopathy: systematic review and meta-analysis. *Journal of Foot and Ankle Research* 5(15): 1146–1162.

Tozzie P (2012). Selected fascial aspects of osteopathic

practice. *Journal of Bodywork Movement Therapies* 16(4): 503–519.

van der Wal J (2009). The architecture of the connective tissue in the musculoskeletal system: an often overlooked functional parameter as to proprioception in the locomotor apparatus. *International Journal of Therapeutic Massage and Body-work* 2(4): 9–23.

van Wingerden JP, Vleeming A, Buyruk HM and Raissadat K (2004). Stabilisation of the sacroiliac joint in vivo: verification of muscular contribution to force closure of the pelvis. *European Spine Journal* 13:199–205.

Vleeming A, Pool-Goudzwaard AL, Stoeckart R, van Wingerden JP and Snijders CJ (1995). The posterior layer of the thoracolumbar fascia: its function in load transfer from spine to legs. *Spine* 20(7): 753–758.

Vleeming A, Schuenke MD, Masi AT, Carreiro JE, Danneels L and Willard FH (2012). The sacroiliac joint: an overview of its anatomy, function and potential clinical implications. *Journal of Anatomy* 221(6): 537–567.

Willard FH, Vleeming A, Schuenke MD, Danneels L and Schleip R (2012). The thoracolumbar fascia: anatomy, function and clinical considerations. *Journal of Anatomy* 22(6): 507–536.

干针疗法

我想补充一些关于干针疗法（DN）的内容，因为如今有许多治疗师把DN作为手法治疗技术的辅助工具（在实践时）。触发点干针疗法（TPDN）是一种有创性治疗，细针（一种细丝状的小直径针）刺入皮肤，并指向肌筋膜的触发点（TP），使针和结缔组织之间产生独特的相互作用（Langevin et al., 2001）。

DN是骨科手法物理治疗中一种常见的治疗技术（Dommerholt, 2011）。尽管存在不同的干针疗法，但从疼痛科学的角度来看，更常见且有效的方法为针对肌筋膜触发点的方法。因为触发点是导致外周和中枢敏化的外周伤害性[1]输入的恒定来源。DN不仅可以逆转中枢敏化的某些方面，还可以减轻局部疼痛和牵涉性疼痛，改善运动范围和肌肉激活方式，并改变触发点的化学环境（Dommerholt, 2011）。

西蒙等人（Simons et al., 1999）将TP定义为：

骨骼肌紧张带中的高刺激性点，在组织受压、拉伸、受到超负荷或收缩时会感到疼痛，通常表现为在离该点很远的位置会产生牵涉性疼痛。

TP是常见的导致肌肉骨骼疼痛病症的因素之一（Hidalgo-Lozano et al., 2010；Bron et al., 2011），并且是痛觉性输入的一般来源（Ge and Arendt-Nielsen, 2011）。它会影响肌肉激活模式，导致肌肉协调和平衡不良（Lucas et al., 2010）。为了恢复协调性和平衡性，必须消除外周输入。

TP的显著特征之一是它们位于紧张带内（少数肌纤维内的挛缩，与电活动无关），不涉及整块肌肉（Simons and Mense, 1998；Chen, 2007；Rha et al., 2011）。这些紧张带被认为是局部肌肉超负荷的产物，伴随过度的离心或向心负荷，在这种负荷下，肌肉无法充分做出反应，可能导致局部能量危机（Gerwin, 2008；Mense and Gerwin, 2010）。还有研究发现，办公室职员的颈部和肩部（斜方肌上部）的次最大收缩也会产生TP（Treaster et al., 2006；Hoyle et al., 2011）。

TP周围的pH值非常低（远低于5），足以刺激疼痛感受器（Gautam et al., 2010）。因

---

1. 身体感知潜在伤害的能力。

此，肌肉对诸如轻度压力和肌肉运动等刺激做出反应，从而导致牵涉性疼痛（Dommerholt and Fernandez-delas-Penas, 2013）。

肌筋膜TP是一种常见的骨骼肌疾病（Hidalgo-Lozano et al., 2010; Bron et al., 2011），表现为有或没有潜在的病理状态（Freeman et al., 2009）。活跃的TP会引发局部疼痛，或沿神经通路造成其他部位的牵涉痛，并且经常可以检测到局部抽搐反应（Rha et al., 2011）。潜在的TP并未诱发疼痛，但对包含TP的肌筋膜结构施加压力或张力时，就可能诱发疼痛。在施加压力后，这些潜在的TP会导致TP处的异常疼痛[2]和远离TP处的痛觉敏化[3]（Ge et al., 2008; Ge and Arendt-Nielsen, 2011）。

许多物理治疗师和临床医生采用了当代的疼痛管理方法，并将运动分级、运动恢复和姿势纳入疼痛患者的检查、评估和治疗干预之中（Nijs et al., 2010; Hodges and Tucker, 2011; Dommerholt and Fernandezde-las-Penas, 2013）。

多默霍尔特和费尔南德斯-拉斯-佩纳斯（Dommerholt and Fernandezde-las-Penas, 2013）提出了一个问题，即运动方法本身是否足以解决持续的疼痛状态而又不消除外周伤害性输入。莫斯利（Mosely, 2003, 2012）认为，当身体感知到危险时，大脑会产生疼痛，并且需要采取某种行动来消除这种疼痛。因此，如果不考虑生物心理社会模型（Gerwin and Dommerholt, 2006），尤其是在存在持续性疼痛（Melzack, 2001; Ge and Arendt-Nielsen, 2011）和异常运动模式（Lucas et al., 2004, 2010）的情况下，就无法预测DN减轻疼痛的效果。

近年来，从科学的角度出发，已有大量研究探究了有关针刺可减轻疼痛的机理。这揭示了镇痛作用归因于躯体感觉、边缘系统、基底神经节、脑干和小脑区域的皮层反应，表明针刺可以减轻疼痛的机制是神经调节（Huang et al., 2012; McGrath and White, 2015）。纳帕多等人（Napadow et al., 2007）证实，在针刺时进行扫描会显示下丘脑激活，杏仁核失活（两者均与疼痛处理相关）。治疗病人或运动员时，你必须解释你正在做什么：应该避免发出局部肌肉病理是导致持续疼痛的唯一原因的言论（Nijs et al., 2010; Puentedura and Louw, 2012）。

在采用TPDN期间，针刺入皮肤并穿过浅筋膜和深筋膜（Langevin and Huijing, 2009; Findley, 2012）。如果插入后旋转细针，胶原蛋白束就会从周围被拉起并聚集，导致结缔组织缠绕在针轴上（Langevin et al., 2002）（图3.1）。将针留在原位会有促进作用，能导致远离针刺位置数英寸的筋膜层产生运动（Langevin et al., 2004），产生一种持续的局部内部组织拉伸。细针旋转度的增加还能在随后的轴向针刺旋转过程中，促进组织位移量的线性增加（Langevin et al., 2004），以及黏弹性松弛、成纤维细胞的扁平化和细胞骨架的重塑（Langevin et al., 2011）。

在此还必须说明，在开始DN训练之前，你必须确保对当前的安全指南（例如，何时及如何进行胸部针刺）、禁忌证、解剖学考虑（肺野、动脉、神经）、卫生指南、手套使用方法和针头处理指南有透彻的了解，并且必须具备全面的解剖学知识。

如需更多信息，我强烈推荐你阅读《触

---

2. 异常疼痛是由通常不引起疼痛的刺激所引起的疼痛。

3. 痛觉敏化表现为对疼痛的敏感性提升，这可能是疼痛感受器或周围神经损伤造成的。

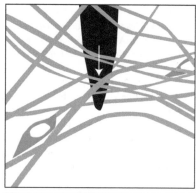

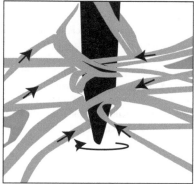

图3.1 旋转细针的"缠绕"效果

发点干针疗法：循证与临床研究》(*Trigger Point Dry Needling: An Evidence and Clinical-Based Approach*)(Dommerholt and Fernandez-de-las-Penas, 2013)。

参考文献

Bron C, Dommerholtz J and Stegenga B (2011). High prevalence of shoulder girdle muscles with myofascial trigger points in patients with shoulder pain. *BMC Medicine* 9: 8.

Chen Q, Bensamoun S, Basford JR, Thompson JN and An KN (2007). Identification and quantification of myofascial taut bands with magnetic resonance elastography. *Archives of Physical Medicine and Rehabilitation* 88(12): 1658–1661.

Dommerholt J (2011). Dry needling: peripheral and central considerations. *Journal of Manipulative Therapy* 19(4): 223–227.

Dommerholt J and Fernandez-de-las-Penas C (2013). Trigger Point Dry Needling: *An Evidence and Clinical Based Approach*. Oxford: Churchill Living-stone.

Findley TW (2012). Fascia science and clinical applications: a clinician/researcher's perspectives. *Journal of Bodywork and Movement Therapies* 16(4): 67–75.

Freeman MD, Nystrom A and Centeno C (2009). Chronic whiplash and central sensitisation; an evaluation of the role of a myofascial trigger point in pain modulation. *Journal of Brachial Plexus and Peripheral Nerve Injury* 4(1): 2.

Gautam M, Benson CJ and Sluka KA (2010). Increased response of muscle sensory neurons to decreases in pH after muscle inflammation. *Neuroscience* 170: 893–900.

Ge HY and Arendt-Nielsen L (2011). Latent myofascial trigger points. *Current Pain and Headache Reports* 15(5): 386–392

Ge HY, Zhang Y, Boudreau S, Yue SW and Arendt-Nielsen L (2008). Induction of muscle cramps by nociceptive stimulation of latent myofascial trigger points. *Experimental Brain Research* 187(4): 623–629.

Gerwin RD (2008). The taut band and other mysteries of the trigger point: an examination of the mechanisms relevant to the development and maintenance of the trigger point. *Journal of Musculoskeletal Pain* 16: 115–121.

Gerwin RD and Dommerholt J (2006). Treatment of myofascial pain syndromes. In: Boswell MV and Cole BE (eds) *Weiner's Pain Management, a Practical Guide for Clinicians*. Boca Raton, Florida: CRC Press.

Hidalgo-Lozano A, Fernandez-de-las-Penas C, Alonso-Blanco C, Ge HY, Arendt-Nielsen L and Arroyo-Morales M (2010). Muscle trigger points and pressure pain hyperalgesia in the shoulder muscles in patients with unilateral shoulder impingement: a blinded, controlled study. *Experimental Brain Research* 202: 915–925.

Hodges PW and Tucker K (2011). Moving differently in pain: a new theory to explain the adaptation of pain. *Pain* 152(3): S90–S98.

Hoyle JA, Marras WS, Sheedy JE and Hart DE (2011). Effects of postural and visual stressors on myofascial trigger point development and motor unit rotation during computer work. *Journal of Electromyography and Kinesiology* 21(1): 41–48.

Huang W, Pach D, Napadow V, Park K, Long X, Neurmann J, Maeda Y, Nierhaus T, Liang F and Witt CM (2012). Characterising acupuncture stimuli using brain imaging with FMR: a systematic review and meta-analysis of the literature. Deutsche Zeitschrift für Akupunktur 55(3): 26–28.

Langevin HM, Bouffard NA and Fox JR (2011). Fibroblast cytoskeletal remodelling contributes to connective tissue tension. *Journal of Cellular Physiology* 226: 1166–1175.

Langevin HM, Churchill DL and Cipolla MJ (2001). Mechanical signalling through connective tissue: a mechanism for the therapeutic effect of acupuncture. *FASEB Journal* 15(12): 2275–2282.

Langevin HM, Churchill DL and Wu J (2002). Evidence of connective tissue involvement in acupuncture. *FASEB Journal* 16: 872–874.

Langevin HM and Huijing PA (2009). Communicating about fascia: history, pitfalls, and recommendations. International *Journal of Therapeutic Massage and Bodywork* 2: 3–8.

Langevin HM, Konofagou EE and Badger GJ (2004). Tissue displacements during acupuncture using ultrasound elastography techniques. *Ultrasound Medical Biology* 30: 1173–1183.

Lucas KR, Polus BI and Rich PS (2004). Latent myofascial trigger points: their effects on muscle activation and movement efficiency. *Journal of Bodywork and Movement Therapies* 8(3): 160–166.

Lucas KR, Rich PA and Polus BI (2010). Muscle activation patterns in the scapular positioning muscles during loaded scapular plane elevation: the effects of latent myofascial trigger points. *Clinical Biomechanics* 25: 765–770.

McGrath S and White P (2015). The Role of Acupuncture in Neuropathic Pain Management: An Extended Literature Review. Unpublished MSc Literature Review, University of Southampton.

Melzack R (2001). Pain and the neuromatrix in the brain. *Journal of Dental Education* 65(12): 1378–1382.

Mense S and Gerwin RD (2010). *Muscle Pain: Understanding the Mechanisms*. Berlin: Springer-Verlag.

Moseley GL (2003). A pain neuromatrix approach to patients with chronic pain. *Manual Therapy* 8(3): 130–140.

Moseley GL (2012). Teaching people about pain: why do we keep beating around the bush? *Pain Management* 2(1): 1–3.

Napadow V, Kettner N, Lui J, Li M, Kwong KK, Vangel M, Makris N, Audette J and Hui KK (2007). Hypothalamus and amygdala response to acupuncture stimuli in carpal tunnel syndrome. *Pain* 130(3): 254–266.

Nijs J, van Houdenhove B and Oostendorp RA (2010). Recognition of central sensitisation in patients with musculoskeletal pain: application of pain neurophysiology in manual therapy practice. *Manual Therapy* 15(2): 135–141.

Puentedura EL and Louw A (2012). A neuroscience approach to managing athletes with low back pain. *Physical Therapy in Sport* 13(3): 123–133.

Rha DW, Shin JC, Kim YK, Jung JH, Kim YU and Lee SC (2011). Detecting local twitch responses of myofascial trigger points in the lower back muscles using ultrasonography. *Archives of Physical Medicine and Rehabilitation* 92(10): 1576–1580.

Simons DG and Mense S (1998). Understanding and measurement of muscle tone as related to clinical muscle pain. *Pain* 75(1): 1–17.

Simons DG, Travell JG and Simons LS (1999). *Myofascial Pain and Dysfunction: The Trigger Point Manual*. Baltimore: Williams and Wilkins.

Treaster D, Marras WS, Burr D, Sheedy J and Hart D (2006). Myofascial trigger point development form visual and postural stressors during computer work. *Journal of Electromyography and Kinesiology* 16(2): 115–124.

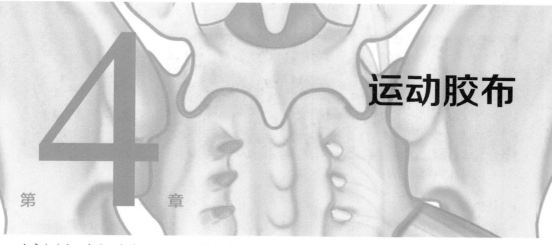

运动胶布

第 **4** 章

本章由瑞安·肯德里克（Ryan Kendrick）撰写。

根据经验来看，使用运动胶布是为了改变运动模式（关节运动学）或产生辅助运动（贯穿生理运动表现的整个过程）。例如：

- 限制足部跖屈和足内翻（Trégouët et al., 2013），以控制或预防踝关节外侧扭伤（Trégouët et al., 2013）；
- 在髌骨疼痛综合征的治疗中防止髌骨侧移（McConnell, 1996；Lee and Cho, 2013）；
- 辅助实施穆里根（Mulligan）方法（动态关节松动术）（Mau and Baker, 2014；Yoon et al., 2014）。

文献中的可用证据取决于许多因素（身体部位、技术、临床条件、病理阶段、结果测量）。在优化肌电图（EMG）和不限制运动范围（ROM）方面，有合理的证据支持刚性胶布的作用（O'Sullivan et al., 2008；Franettovich et al., 2010；Maguire et al., 2010；Lee and Cho, 2013；Trégouët et al., 2013；Shaheen et al., 2014）。最近，人们开始支持使用弹性胶布和运动胶布（Cornwall et al., 2013；Song et al., 2014）。

一些研究（Vicenzino et al., 1997；Harradine et al., 2001；Noland and Kennedy, 2009）探究了运动后刚性胶布的完整性（胶布疲劳），发现因使用胶布获得的即时改善效果会在运动后显著降低。近来，人们发现弹性胶布的效果可能稍好一些，然而，这方面的证据相对较少（Abián-Vicén et al., 2009）。

使用运动胶布的目的

使用运动胶布的目的是减少对肌腱单元（MTU）的离心需求。以特定的方式贴胶布会产生减速力，并在减速完成后存储弹性势能。肌腱缩短的开始将释放能量回到动力链，协助过渡到向心周期。

使用运动胶布的好处如图4.1所示，其有以下目的。

- 产生强烈的机械效应且不限制ROM。
- 减速，从而吸收整个范围的负荷。
- 在不影响ROM的情况下改变肌肉运动（主动辅助，抗重力）。
- 改变运动模式，引入辅助运动，类似于穆里根或麦康奈尔（McConnell）技术，利用胶布强大的反冲力而不限制ROM。
- 在经历明显的运动挑战（降低胶布疲劳）后保持这些效果（持续数天）。

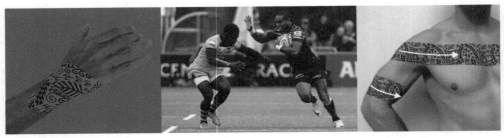

图 4.1 运动胶布的多种好处示例

- 减轻疼痛。
- 对运动控制、本体感觉和淋巴系统产生潜在影响。

运动胶布的特性

- 向多个方向拉伸 避免在复杂任务中限制运动，尤其是在绕四肢旋转，穿过多个关节或中线时，交叉使用胶布不会降低反冲效应或限制 ROM，减少皮肤牵引力（从而避免产生水泡）。考虑到肌肉的排列方式，胶布可能会模拟肌肉的动作或同时提供多个方向的力。
- 产生较大的阻力和反冲力 明显的减速和主动协助；运动胶布可以通过将 2 层或多

层压在一起来达到这种效果。
- 高拉伸度，无刚性终点 在肌肉缩短时施加一定的阻力，并在伸长时产生张力，能够拉伸超过原长度的 2 倍，且没有刚性终点。
- 减少负荷 快速拉伸胶布时，可以产生更大的阻力，且正确使用胶布不会造成胶布疲劳，可减少不良影响，延长磨损时间。

生物力学原理

杠杆

杠杆分为一类杠杆、二类杠杆和三类杠杆，具体取决于阻力和作用力相对于支点的方向（图 4.2 ~ 图 4.4 ）。

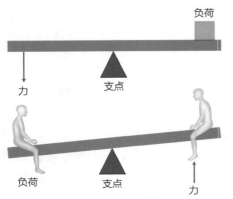

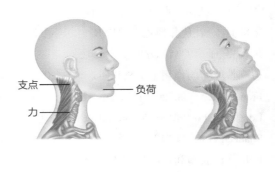

图 4.2 一类杠杆：各部分的相对位置是负荷－支点－力，例如跷跷板和剪刀。在人体上的示例是伸展头颈部，面部结构是负荷，寰枕关节是支点，颈后部肌肉提供力量

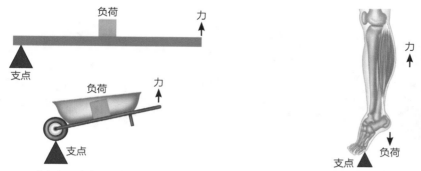

图4.3 二类杠杆：各部分的相对位置是支点-负荷-力，例如手推车。在人体上的示例是站立时将脚跟抬离地面，脚掌是支点，体重是负荷，小腿肌肉则提供了力。使用二类杠杆是以减少速度和运动范围为代价来获得力量的

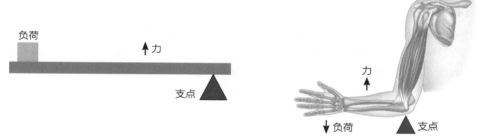

图4.4 三类杠杆：各部分的相对位置是负荷-力-支点，例如镊子。在人体上的示例是大多数骨骼肌的运动，如弯曲前臂，手掌是负荷，肱二头肌提力，肘关节是支点。使用三类杠杆是以减少力量为代价，来获取速度和运动范围的

肌肉长度的影响

　　肌肉有向心收缩、等长保持姿势和离心拉长的能力，它们都向中枢神经系统传达本体感觉。肌肉在中等范围内运动时的效果最佳，并产生最佳力量。当它们在相对于其正常或习惯性长度的缩短或拉长的范围内运动时，可能会导致效率低下，甚至可能出现较差的功能。肌肉的结构也会影响其产生力的能力，具有长杠杆效应的肌肉在生物力学上可以非常有效地产生ROM，但在防止在关节轴线上过度运动或离心运动方面不是特别有效。相反，具有短杠杆效应的肌肉能有效地控制轴心以限制过度运动，从而防止过度劳累。

运动胶布的基本原理

　　为了获得可靠的机械效果，使用运动胶布时，应注意以下3个方面。

- 穿过一个或多个关节。如果胶布要对某一关节的运动产生直接的机械效果，它必须穿过该关节并附着在两侧的杠杆上。
- 在较短的位置使用（图4.5a）。必须在较短的位置上使用胶布，并将其拉伸到阻力的开端，以便在开始拉长时立即施加减速力。
- 在杠杆上具有良好的性能（图4.5b）。胶布必须能够很好地附着在它所要影响的杠杆上。身体中有很多软组织，在有些身体部位中容易使用胶布。

　　通常采用螺旋或分叉贴法来首先解除软

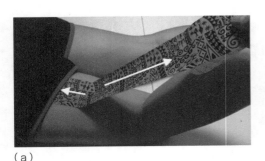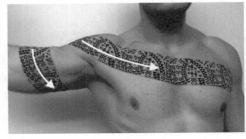

（a）　　　　　　　　　　　　　　　　　　　　（b）

图4.5　使用运动胶布的注意事项：（a）在较短的位置上使用胶布，使其横跨一个或多个关节；（b）在杠杆上具有良好的性能，并使用螺旋或分叉贴法

组织的张力，同时在杠杆上获得良好的支点。如果不能做到这一点，软组织会有很大的运动范围，但对杠杆产生的机械效果较差。此外，高度拉伸是必要的，以使软组织的张力首先被吸收，但仍然留下足够的伸展和回缩空间。

力学机制

大卫·萨克特（David Sackett）教授被誉为循证医学领域的领军人物，他认为文献中的可用证据必须根据患者和临床医生的具体因素进行整合，必须考虑患者的期望，并且需要临床医生熟练地评估和诊断。因为不会对每个患者或每个病例都进行可靠、敏感的针对性研究，所以临床经验和合理的临床推理必须弥补研究中已证明的事实和当前患者之间的差距。只有在考虑潜在的获益和可接受的风险的情况下，才可以考虑并采用相关的干预措施。"如果没有针对患者的问题进行随机试验，我们必须根据线索顺藤摸瓜，找到下一个最好的外部证据，并从那里着手"（Sackett et al., 1996）。

力的产生和能量的吸收、储存及释放

应用的胶布远远超出肌肉的起点，因此具有机械效应。胶布在皮肤上的位置使其远离旋转轴。因此，胶布比肌腱单元（MTU）本身的拉伸更远、更快，从而可以吸收和分散负荷，减少MTU的运动和能量吸收需求。此外，当胶布被最大限度拉伸时，在外部范围内产生的弹性势能有助于补偿由长度-张力关系所决定的肌肉力量的不足。弹性反冲力将减少早期损伤中的内部肌肉力量，通过控制负荷，MTU可在没有过度负荷的情况下进行运动（允许更多的功能性愈合反应，减少代偿策略和疼痛抑制）。

使用运动胶布的目的是通过在外部提供一些所需的力来减少受累关节的负荷吸收需求。与肌腱病变相关的疼痛与负荷有关（更多的负荷=更多的疼痛）。负荷被认为是导致肌腱病变的驱动因素（早期反应性、失修性、退行性），但同时对恢复至关重要；特定负荷是关键（Cook and Purdham, 2009）。

力性闭合的增强

潘贾比（Panjabi, 1992）从3个子系统的整合角度来描述稳定性，这3个子系统的协调作用促使在关节上进行有效或最佳的负荷传递。这3个子系统分别是被动、主动和神经（神经运动控制）子系统。被动子系统主要与关节的结构和被动约束结构（如椎间盘和韧带）有关，通常被称为"形闭合"。主动子系统是指能够对关节施加力的MTU，这一功能因此被称为"力性闭合"。神经子系统涉及中枢和外周神经系统，负责及时协调激活肌肉，以维持系统内的稳定性和效率。

潘贾比还表示，在某种程度上一个系统的改变可以通过其他系统来补偿。

威利明等人（Vleeming et al., 1992）证明，对骶髂关节（SIJ）施加50牛的力足以显著减少骶骨的矢状运动。他们形容这种力量等同于一个人系鞋带的力量。霍利威基等人（Cholewicki et al., 1999）证明增加腹腔内压力和/或佩戴腹带可显著提高脊柱稳定性。应用胶布可以直接在SIJ上施力，为前腹壁提供力量支持，并增加腹内压。

减少组织压力

去负荷胶布常用于临床实践，旨在将目标肌肉和周围的软组织置于缩短和放松的位置（手动聚集或将其"捏"在一起），然后使用各种胶布技术将其定位（McConnell, 2000）。胡格等人（Hug et al., 2014）证明，以这种方式使用胶布会导致组织压力降低（降低组织内的僵硬程度）。这可能会对压缩负荷（证实其为导致肌腱病变的一个因素）产生影响，并且在对力学敏感的神经组织使用胶布时也是有一定益处的。运动胶布和胶布的弹性反冲特性会在允许全范围运动的同时，产生非常有效的去负荷效果。

运动学改变

运动学改变可能与许多损伤有关（Cornwall, 2000; Raissi et al., 2009; Ryan et al., 2009; Rathleff et al., 2012）。许多因素会加剧这种情况，包括错误的技术或器材、身体虚弱、疼痛、训练错误及不充分的恢复和适应

期。运动胶布有助于改善所提到的运动模式（增加非收缩组织的刚度，促进力的产生，改善肌肉的长度-张力关系）。

> ## SIJ的考虑要点
>
> - SIJ对于脊柱和腿部之间的有效负荷转移至关重要（Vleeming et al., 2012）。
> - SIJ功能障碍、骨盆带疼痛和无效的负荷转移被称为SIJ功能不全（Cusi et al., 2013）。
> - 骶骨点头运动与负荷体位有关，反点头运动与无负荷体位有关。
> - 与仰卧位相比，直立位通常与点头运动增加（闭合位置）有关，坐位和俯卧位也一样。
> - 骶骨点头运动是闭合骨盆的必要力量，可拉紧大部分SIJ韧带，长背侧韧带除外，它通过反点头运动拉紧。
> - 在骨盆带疼痛中表现出不对称性，受影响侧出现反点头运动（Mens et al., 1999; Hungerford et al., 2003）。
> - 肌肉活动有助于力性闭合，尤其是臀大肌、竖脊肌、股二头肌、腹横肌和腹内斜肌（Richardson et al., 2002; van Wingerden et al., 2004）。
> - 在骨盆带疼痛人群中已经证实有肌肉活动的改变，包括（Hungerford et al., 2003）：
>   - 同侧臀大肌延迟、无力和活动增加；
>   - 同侧腹内斜肌延迟；
>   - 股二头肌更快激活，活动增加；
>   - 同侧多裂肌延迟。
> - SIJ背侧韧带、股二头肌和内收肌的SPECT-CT[1]成像显示摄取增加的代谢素

---

1. 一种成像方式，单光子发射计算机断层扫描图像与计算机断层扫描图像合并或融合。

乱（Cusi et al., 2013），表明负荷异常。结合肌电图研究，这可能表明机体试图通过肌腱/韧带连接产生足够的张力以恢复能力，并对反点头运动做出反应。

- 骨盆外部受压降低了SIJ的松弛度，改变腰椎运动学，改变稳定肌组织的选择性募集（包括减少臀大肌的反应时间，增加股二头肌的反应时间，减少股二头肌的过度活动）（Jung et al., 2012），并减轻疼痛（Arumugam et al., 2012）。

生理机制

疼痛生理学

研究和临床观察表明，一个人承受疼痛的程度与组织损伤的程度不成正比。轻微的损伤可以导致慢性、衰弱性疼痛，而重度损伤可完全恢复，疼痛程度较低。相关文献指出了生化和神经源性因素的影响，而且有充分证据表明，一些手法治疗可导致非阿片类药物介导的痛觉减退（Abbott et al., 2001；Paungmali et al., 2004；Milner et al., 2006；Vicenzino et al., 2007；Franettovich et al., 2008；van Wilgen and Keizer, 2011）。

如何感知疼痛

疼痛感受器（痛觉感受器）向脊髓的特定区域发送信号。这些信号可能会在特定区域起作用，要么抑制，要么强化。然后，这些信号沿着脊髓中的神经传送到大脑，在大脑中这些信号基本上要经过一系列的过滤，或者大脑将之与许多因素进行权衡，这些因素包括但不限于信念、期望、过去的经验、社会背景和环境等提供的有关感知威胁的信息

（Moseley, 2007）。

该过程中分析的结果将反映人感受到的疼痛程度。换言之，疼痛不是简单的感觉输入，而且是一个复杂过程产生的输出（Moseley, 2007）。综合考虑这一点，一项针对膝关节骨性关节炎的假手术治疗的研究表明，假手术与实际手术一样有效（Moseley et al., 2002）。即使施用的刺激实际上是相同的，如果人们相信他们将受到一个伤害性较小的刺激，他们通常会反应感受到的疼痛轻微；如果他们得知，他们将受到一个更痛苦的刺激，他们会反应疼痛剧烈。

在某些慢性疼痛状态下，疼痛是由中枢神经系统介导的。在脊髓水平（例如，抑制性中枢神经元的丧失）及以上发生的变化可放大疼痛（痛觉敏化）。同样，负责感受触觉和压力的神经纤维（机械感受器）可以分布到通常由痛觉神经纤维占据的脊髓区域。然后，痛觉感受器向广泛的动态神经元转化。因此，触摸或压迫对机械感受器产生的刺激可以像由痛觉神经发出的一样传递到脊髓，故而正常的轻微触摸可被体验为疼痛（Latremoliere and Woolf, 2009）。

运动胶布如何影响疼痛

运用运动胶布可以通过多种方式影响疼痛。运动胶布有助于产生力（如上所述），可以有效减轻受伤组织的负荷，从而减少对敏感的疼痛感受器的刺激。同样，在去负荷方面，运动胶布已被证明可以减少组织的压力或张力，这也可以减少对敏感结构的刺激。

运动胶布能够以类似的方式缩短受损组织，但要利用胶布的弹性反冲力来有效地"冲击"软组织。这可能有助于接近肌纤维的撕裂端，促进受损组织愈合，并减少对疼痛

感受器的刺激。此外，对这种假设的间接证据是有研究表明在应用应变-反应变技术后，压力疼痛阈值立即升高（Lewis et al., 2010），目的是将目标组织缩短到处于非应力状态，然后缓慢地将其恢复到休息位置。

除了减少疼痛感受器的机械刺激外，胶布还可能引起类似形式的（非阿片类药物）痛觉减轻，这一点已被其他手法治疗技术证实（Abbott et al., 2001；Paungmali et al., 2004；Vicenzino et al., 2007）。若经常观察到自主性变化，则需要进一步研究来确定是否存在这种性质的直接影响。

梅尔扎克和沃尔（Melzack and Wall, 1965）的疼痛门控理论认为，刺激大直径的机械感受器可以"关闭闸门"或"堵塞上升通道"，从而减少疼痛信号的传递（Melzack and Wall, 1965）。运动胶布不断变化的刺激可以刺激直径更大的纤维，进而减少疼痛性刺激的传递。

如果运动员有强烈的信念或有使用胶布的正向经验，则会对用胶布管理他或她的疼痛和组织愈合有积极作用。

使用运动胶布

不良反应

一般来说，所有胶布都可能会使患者出现3种常见的反应。运动胶布中使用的黏合剂经过测试，被评定为无致敏性、无刺激性和无毒，是过敏性极低的胶布。

这3种常见的反应如下。

1. 过敏反应

这是一种严重的接触性皮炎。

出现过敏反应的表现如下。

- 迅速发生，通常在15～30分钟内发生。
- 全身或任何被胶布覆盖的地方会发炎。

- 又热又痒。
- 如果使用时间过长，会导致皮肤发红、凸起，并出现伤口。

必须对所有患者提出警告，如果出现任何过敏反应迹象（发热、瘙痒、烧灼、刺痛或发红），必须立即将胶布撕下。如果不撕下胶布，可能会导致极其严重的反应。尽管过敏反应多在短时间内出现，但使用胶布2天以上也有可能发生上述情况。

不必告诉患者胶布必须保留多长的时间。如果一切顺利，并且没有引起不良反应，胶布可以保持5天左右。

2. 接触性皮炎

接触性皮炎通常发生在使用了潮湿的棉织品并且其与皮肤持续接触数天的情况下。由于运动胶布的面料透气性好，干燥速度快，一般不会出现这种情况。

3. 机械刺激

在皮肤过度拉伸或紧张的情况下，使用任何胶布都会产生机械刺激。由于运动胶布中包含的能量及其使用方式，如果不遵循使用指南，则会发生这种情况。力学反应通常会引起张力性水泡。

张力性水泡的特点如下。

- 出现在胶布上的孤立点对应的皮肤处，通常在胶布末端。
- 视皮肤的紧张程度而定，约10小时后（可能更快）或几天后出现。
- 出现的时候会有刺痛、灼烧或瘙痒之感，或者只是在胶布末端对应的皮肤处感到不适。

如果在出现这些症状时撕掉胶布，通常会导致少许红肿，不出现水泡。如果已对患者进行相应的警告，患者了解其意义并遵守这些指示，他会在水泡出现之前将胶布撕掉。

如果张力过大，而患者没有重视警告或忽略了这一警告，就会出现这种情况。这是因为使用错误，而不是对胶布的过敏反应。如果他们遵守使用指南，很容易避免发生这些情况。

使用指南

运动胶布不是以"食谱"方式，而是以根据评估结果、治疗方法和患者的目标来制订和应用正确技术的方式发挥作用的。基于特定条件的技术（例如，对每种背痛或每种髋腱病都用同样的方法治疗）产生平均结果。标准化技术作为指导方针可能是有用的，但识别关键因素才是运动胶布的使用重点。

因此，本书所展示的技术仅作为一个示例，说明如何将临床推理与当前的证据相结合，以开发出合适的技术。

重要的是要知道如何正确地应用胶布，以获得最佳的黏附力，并减少出现不良反应的风险。如果发生不良反应，重要的是能够区分罕见的过敏反应和由于技术错误而经常发生的机械刺激（但根本不应该发生）。

运动胶布的黏性比大多数胶布的黏性更强，因此如果正确使用，应该会有较强的黏性。但是，如果施加的张力过大，则可以将其揭起，以减少出现张力性水泡的风险。

重要的注意事项

- 针对皮肤的正确准备工作。
- 撕开背面衬纸，避免手指与黏性物质接触。
- 留出足够的无张力锚点：3~4指宽。
- 将胶布固定在距离末端3~4指宽处，然后向相反方向轻轻拉紧皮肤，这样就不会将张力传到皮肤上，还可以消除胶布下方的皮肤皱痕。

- 仅在出现阻力时拉紧胶布，这样做的效果几乎是立竿见影的。不要用力拉伸胶布。熟悉运动胶布的使用方法，练习轻柔地拉伸胶布，直到你对阻力开始的位置有了很好的认识。

技术发展

运动胶布的技术发展取决于合理的临床推理过程和治疗方法。因此，生物力学原理表明，运动胶布是不断发展变化的，而不是僵化或一成不变的。全世界的手法治疗师利用不同的技能和专业知识来治疗患者，而且患者和病情本身也表现出很大程度的异质性。通过严格的评估及对功能解剖学和生物力学的全面考虑，可以开发出合适的运动胶布应用方法，作为其他治疗方式的补充。

要使运动胶布技术的效果最大化，关键的因素是合理的原则和对干预目的的明确定义，必须通过全面的主观评估和体格检查提出主要假设，并基于病理学、病理解剖学、病理生理学和病理力学的背景进行解释。

询问患者的病史、受伤部位、症状的刺激来源，以及加重和缓解病情的因素，有助于确定潜在的原因和诱因，并指导体格检查。体格检查的目的应是推翻主要假设，排除潜在的原因，以防止结论偏差（确认主要假设的因素、忽略的因素或忽略相反的证据）。

在某些情况下，随着各种因素的作用被剖析出来，这个过程将在几个疗程中演变。运动胶布和刚性胶布都可以用于协助评估和治疗。它们可以快速用于验证假设，并且通常可以快速地收集结果，即步态模式的即刻改变和症状的即刻减轻。虽然这并不一定具有因果关系，但它为最初的假设提供了支持。

评估应涉及一个或多个结构（很少只有一个结构，尤其是在症状长期存在的情况下）。这些结构可能是关节、肌筋膜或神经结构。经过评估后，应对损伤类型、病理阶段和疼痛过程有深入了解，应该识别出诸如训练、器材或生物力学错误等诱因。

从分析过程中，我们可以确定哪些姿势或动作可能会加重病情，或者缓解病情（通常被忽略）。确保患者保持无痛姿势，减少机械敏感性神经组织的疼痛偏移，如神经根病变。这和确定患者距腓前韧带扭伤一样简单，治疗师应避免足部跖屈和足内翻，以减少该结构的负荷。患者可能会出现足下垂，并在行走时脚趾触地。此时，帮助患者保持足部背屈将是有利的。

旋转轴

一旦确定目的是辅助肌肉功能，改变运动模式，减少神经负荷，控制关节运动，或是解决其他问题，下一步就是确定运动发生的位置。旋转轴、拉力线和位置都是密切相关的。正确识别这些因素将有助于开发最佳的技术。微小的变化可能会导致出现与期望相反的结果。

旋转轴一般很容易通过涉及大关节的动作，以及涉及四肢和脊柱的大动作识别。只需提问："运动发生在哪里？"不要忘记可能有一个旋转部位，或者可能涉及多个关节和多种运动平面。例如，减少肱二头肌腱长头上的负荷的技术，可能涉及抵抗肘关节伸展（辅助减少离心运动），然后向后反冲以辅助肘关节屈曲（运动胶布可能在离心阶段的效果更好，因为胶布正在拉长和拉紧，并处于适当位置以吸收负荷并减慢运动）。但是，肱二头肌有多种功能，并受到其他因素的影响。

若采用更好的技术也可能有助于旋后，减轻上肢的重量，抵抗肱骨头的前移，协助肩胛骨的上回旋和控制。但这种技术涉及几个关节或几个支点的运动和多个运动平面。

拉力线

相对于旋转轴的拉力线将决定引入系统的力的方向。这必须与你的目标一致。

力矢量

当运动胶布在应用过程中或通过身体部位的运动而被拉伸时，它会将能量存储为弹性势能，该能量大约相当于第一次拉伸时的能量（由于胶布具有黏弹性，所以能量损失很小）。胶布通常利用动量来产生拉伸。阻力和减速力也随之而来，因此不需要肌肉主动运动来拉紧胶布。这种方式有助于肌肉的离心收缩，也可以使肢体减速或控制肌腱单元的拉长。储存的弹性势能会在缩短时转化为动能。

胶布的方向使其产生多种效果（图4.6a）。矢量可以分解成分量矢量（灰色）。换言之，西北方向的矢量由一个西向矢量和一个北向矢量组成。

应考虑所有由拉力线决定的矢量方向，

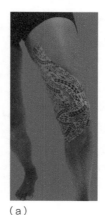
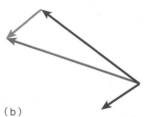
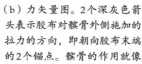

（b）

图4.6 （a）髌骨外侧胶布；（b）力矢量图。2个深灰色箭头表示胶布对髌骨外侧施加的拉力的方向，即朝向胶布末端的2个锚点。髌骨的作用就像弹弓中的石头

（a）

因为这些方向与临床病变密切相关。

在添加矢量时必须从头到尾进行添加，见图4.6b中的浅灰色箭头。合成矢量在内上方。此外，由于胶布位于胫股关节轴的前面，屈膝时将会产生张力，这种增加的张力不仅会抵抗侧向平移，而且会抵抗膝关节屈曲，从而帮助股四头肌完成离心动作。因此，重要的是必须以从内侧开始并在内侧结束的方式固定胶布，以产生对横向平移的阻力。同样重要的是，要确保胶布在髌骨外侧边缘附近固定，以提供机械阻力。软组织轮廓、膝反屈和其他因素可能会降低一些人在髌骨上获得足够的横向平移的力的能力。

矢量总和的概念也是使用运动胶布的基本原则。如果肢体减速需要一定的力，而其中一部分力可以通过外部的胶布提供，那么身体需要的内力就会减少。

位置

只有在正确的位置使用胶布，才能有效利用其弹性势能。如果胶布太长（应用在运动范围的末端），胶布将无法抵抗运动，也不会在运动范围的末端储存弹性势能。

运动胶布必须在相对缩短的位置使用（包括肌腱单元、关节、神经）。同时，必须确定阻力开始的范围（例如，踢球前将胶布用于腘绳肌，如果在膝关节弯曲90度的情况下，当运动员仍在用股四头肌发力时，胶布将开始拉伸和抵抗）。其目的是在股四头肌不活动，腘绳肌以离心运动来控制髋关节和膝关节的后续动作时，胶布在末端伸展以进行抵抗和减速运动。因此建议在完全伸展位到最小拉伸位之间的大约45度的范围内应用运动胶布。

杠杆作用

使用运动胶布时，不要简单地"复制"肌肉的解剖结构。许多肌肉的杠杆臂较短或属于三类杠杆，因此在力量上有先天的力学劣势。通过运用运动胶布来确保杠杆臂较长，可以在一定程度上弥补这一劣势。从距离支点或旋转轴更远的地方开始使用胶布，我们可以沿肢体施力并使其达到更远的位置，从而形成一个更长的杠杆臂。如果使用更长的撬棍，我们可以用同样的力来举起更大的负荷。同样的道理也适用于胶布。在距离支点更远的地方施力，会产生更大的扭矩。

此外，因为在运动时胶布比肌腱单元本身伸展得更远、更快，所以胶布会对运动产生抵抗和减速作用。它还允许一个较大的固定空间来提高附着力，从而减少对皮肤产生机械刺激的可能性。

评价

评估技术的有效性，以检测是否达到了一开始设定的目标，步骤如下。

- 询问患者的感受。
- 观察运动的变化。是否达到了预期的效果。
- 测试和再测试，应分别在运用胶布前、后进行测试。

在大多数情况下，使用胶布可以获得立竿见影的效果。有时，在再评估期间没有观察到即时变化时，负荷减少（每天24小时，并持续几天）也会产生效果。患者一般也会表示在使用胶布后感觉更好。在这种情况下，疗程间的再评估比疗程内的再评估更为重要。

通过应用这些原则，运动胶布技术变得有效、具体、有针对性，并补充了基于证据的干预措施。

参考文献

Abbott JH, Patla CE, and Jensen RH (2001). The initial effects of an elbow mobilization with movement technique on grip strength in subjects with lateral epicondylalgia. *Manual Therapy* 6(3): 163–169.

Abián-Vicén J, Alegre LM, Fernández-Rodríguez JM, and Aguado X (2009). Prophylactic ankle taping: elastic versus inelastic taping. *Foot and Ankle International* 30(3): 218–225.

Arumugam A, Milosavljevic S, Woodley S, and Sole G (2012). Effects of external pelvic compression on form closure, force closure, and neuromotor control of the lumbopelvic spine: a systematic review. *Manual Therapy* 17(4): 275–284.

Beecher HK (1946). Pain in men wounded in battle. *Annals of Surgery*, 123(1): 96–105.

Beecher HK (1955). The powerful placebo. *JAMA* 159(17): 1602–1606.

Beecher HK (1960). Control of suffering in severe trauma: usefulness of a quantitative approach. *JAMA* 173: 534–536.

Cholewicki J, Juluru K, Radebold A, Panjabi MM, and McGill SM (1999). Lumbar spine stability can be augmented with an abdominal belt and/or increased intra-abdominal pressure. *European Spine Journal* 8(5): 388–395.

Cook JL and Purdham CR (2009). Is tendinopathy a continuum: a pathology model to explain the clinical presentation of load-induced tendinopathy. *British Journal of Sports Medicine* 43: 409–416.

Cornwall MW (2000). Common pathomechanics of the foot. *Athletic Therapy Today* 5(1): 10–16.

Cornwall MW, Lebec M, DeGeyter J, and McPoil TG (2013). The reliability of the modified reverse-6 taping procedure with elastic tape to alter the height and width of the medial longitudinal arch. *International Journal of Sports Physical Therapy* 8(4): 381–392.

Cusi M, Saunders J, van der Wall H, and Fogelman I (2013). Metabolic disturbances identified by SPECTCT in patients with a clinical diagnosis of sacroiliac joint incompetence. *European Spine Journal* 22(7): 1674–1682.

Franettovich M, Chapman A, Blanch P, and Vicenzino B (2008). A physiological and psychological basis for anti-pronation taping from a critical review of the literature. *Sports Medicine* 38: 617–631.

Franettovich M, Chapman AR, Blanch P, and Vicenzino B (2010). Augmented low-Dye tape alters foot mobility and neuromotor control of gait in individuals with and without exercise–related leg pain. *Journal of Foot and Ankle Research* 3: 5.

Harradine P, Herrington L, and Wright R (2001). The effect of Low Dye taping upon rear-foot motion and position before and after exercise. *Foot* (Edinburgh, Scotland) 11: 57–60.

Hug F, Ouellette A, Vicenzino B, Hodges PW, and Tucker K (2014). Deloading tape reduces muscle stress at rest and during contraction. *Medicine and Science in Sports and Exercise* 46(12): 2317–2325.

Hungerford B, Gilleard W, and Hodges P (2003). Evidence of altered lumbopelvic muscle recruitment in the presence of sacroiliac joint pain. *Spine* 28: 1593–1600.

Jung HS, Jeon HS, Oh DW, and Kwon OY (2012). Effect of the pelvic compression belt on the hip extensor activation patterns of sacroiliac joint pain patients during one-leg standing: a pilot study. *Manual Therapy* 18(2): 143–148.

Kendrick R (2013a). *Dynamic Taping Advanced Guide.* Posture Pals Pty Ltd.

Kendrick R (2013b). *Dynamic Taping Quick Start Guide.* PosturePals Pty Ltd.

Latremoliere A and Woolf C (2009). Central sensitisation: a generator of pain hypersensitivity by central neural plasticity. *Journal of Pain* 10(9): 895–926.

Lee S-E and Cho S-H (2013). The effect of McConnell taping on vastus medialis and lateralis activity during squatting in adults with patellofemoral pain syndrome. *Journal of Exercise Rehabilitation* 9(2): 326–330.

Lewis C, Khan A, Souvlis T, and Sterling M (2010). A randomised controlled study on the short term effects of strain-counterstrain treatment on quantitative sensory measures at digitally tender points in the low back. *Manual Therapy* 15(6): 536–541.

Maguire C, Sieben JM, Frank M, and Romkes J (2010). Hip abductor control in walking following stroke: the immediate effect of canes, taping and TheraTogs on gait. *Clinical Rehabilitation* 24(1): 37–45.

Mau H and Baker RT (2014). A modified mobilization-with-movement to treat a lateral ankle sprain. *International Journal of Sports Physical Therapy* 9(4): 540–548.

McConnell J (1996). Management of patellofemoral problems. *Manual Therapy* 1: 6096e.

McConnell J (2000). A novel approach to pain relief pre-therapeutic exercise. *Journal of Science and Medicine in Sport* 3: 325–334.

Melzack R and Wall PD (1965). Pain mechanisms: a new theory. *Science* 150(3699): 971–979.

Mens JM, Vleeming A, Snijders CJ, Stam HJ, and Ginai AZ (1999). The active straight leg raising test and mobility of the pelvic joints. *European Spine Journal*

8, 468–473.

Milner CE, Ferber R, Pollard CD, Hamill J, and Davis IS (2006). Biochemical factors associated with tibial stress fracture in female runners. *Medicine and Science in Sports and Exercise* 38(2): 323–328.

Moseley GL (2007). Reconceptualising pain according to modern pain science. *Physical Therapy Reviews* 12(3): 169–178.

Moseley JB, O'Malley K, Petersen NJ, Menke TJ, Brody BA, Kuykendall DH, Hollingsworth JC, Ashton CM, and Wray NP (2002). A controlled trial of arthroscopic surgery for osteoarthritis of the knee. *New England Journal of Medicine* 347(2): 81–88.

Nolan D and Kennedy N (2009). Effects of low-dye taping on plantar pressure pre and post exercise: an exploratory study. *BMC Musculoskeletal Disorders* 10: 40.

O'Sullivan K, Kennedy N, O'Neill E, and Ni Mhainin U (2008). The effect of low-dye taping on rear-foot motion and plantar pressure during the stance phase of gait. *BMC Musculoskeletal Disorders* 9: 111.

Panjabi MM (1992). The stabilizing system of the spine: Part I—function, dysfunction, adaptation, and enhancement. *Journal of Spinal Disorders and Techniques* 5(4): 383–389; discussion 397.

Paungmali A, O'Leary S, Souvlis T, and Vincenzino B (2004). Naloxone fails to antagonize initial hypoalgesic effect of a manual therapy treatment for lateral epicondylalgia. *Journal of Manipulative and Physiological Therapeutics* 27(3): 180–185.

Raissi GRD, Cherati ADS, Mansoori KD, and Razi MD (2009). The relationship between lower extremity alignment and medial tibial stress syndrome among non-professional athletes. *Sports Medicine, Arthroscopy, Rehabilitation, Therapy and Technology* 1: 11.

Rathleff MS, Kelly LA, Christensen FB, Simonsen OH, Kaalund S, and Laessoe U (2012). Dynamic midfoot kinematics in subjects with medial tibial stress syndrome. *Journal of the American Podiatric Medical Association* 102(3): 205–212.

Richardson CA, Snijders CJ, Hides JA, Damen L, Pas MS, and Storm J (2002). The relation between the transversus abdominis muscles, sacroiliac joint mechanics, and low back pain. *Spine* 27: 399–405.

Ryan M, Grau S, Krauss I, Maiwald C, Taunton J, and Horstmann T (2009). Kinematic analysis of runners with Achilles mid-portion tendinopathy. *Foot and Ankle International* 30(12): 1190–1195.

Sackett DL, Rosenberg WM, Gray JA, Haynes RB, and Richardson WS (1996). Evidence based medicine: what it is and what it isn't. *BMJ* (Clinical Research ed.) 312(7023): 71–72.

Shaheen AF, Bull AM, and Alexander CM (2014). Rigid and elastic taping changes scapular kinematics and pain in subjects with shoulder impingement syndrome: an experimental study. *Journal of Electromyography and Kinesiology* 25(1): 84–92.

Song CY, Huang HY, Chen SC, Lin JJ and Chang AH (2014). Effects of femoral rotational taping on pain, lower extremity kinematics, and muscle activation in female patients with patellofemoral pain. *Journal of Science and Medicine in Sport* 18(4): 388–393.

Trégouët P, Merland F, and Horodyski MB (2013). A comparison of the effects of ankle taping styles on biomechanics during ankle inversion. *Annals of Physical and Rehabilitation Medicine* 56(2): 113–122.

van Wilgen CP and Keizer D (2011). Neuropathic pain mechanisms in patients with chronic sports injuries: a diagnostic model useful in sports medicine? *Pain Medicine* 12(1): 110–117.

van Wingerden JP, Vleeming A, Buyruk HM, and Raissadat K (2004). Stabilization of the sacroiliac joint in vivo: verification of muscular contribution to force closure of the pelvis. *European Spine Journal* 13: 199–205.

Vicenzino B, Cleland JA, and Bisset L (2007). Joint manipulation in the management of lateral epicondylalgia: a clinical commentary. *Journal of Manual and Manipulative Therapy* 15(1): 50–56.

Vicenzino B, Feilding J, Howard R, Moore R, and Smith S (1997). An investigation of the antipronation effect of two taping methods after application and exercise. *Gait and Posture* 5(1): 1–5.

Vleeming A, Buyruk HM, Stoeckart R, Karamursel S, and Snijders CJ (1992). An integrated therapy for peripartum pelvic instability: a study of the biomechanical effects of pelvic belts. *American Journal of Obstetrics and Gynecology* 166(4): 1243–1247.

Vleeming A, Schuenke MD, Masi AT, Carreiro JE, Danneels L, and Willard FH (2012). The sacroiliac joint: an overview of its anatomy, function and potential clinical implications. *Journal of Anatomy* 221: 537–567.

Yoon J, Hwang Y, An D, and Oh J (2014). Changes in kinetic, kinematic, and temporal parameters of walking in people with limited ankle dorsiflexion: pre-post application of modified mobilization with movement using talus glide taping. *Journal of Manipulative and Physiological Therapeutics* 37(5): 320–325.

5

第 5 章

骶髂关节功能障碍-评估

生物力学的改变需要从身体相关结构的适应性缩短和拉长的整体性角度来解释。身体在受伤后的很长时间内都在不断适应和调整，这可能就是为什么运动员不能清楚地说明当前问题的出现时间或原因，导致后来被贴上"隐匿性发病"的标签。

在最初的损伤/伤害/疾病之后的生物力学适应常常会导致肌肉失衡，其本质是抑制了肌肉的激活，或者令肌肉处于过度活跃或高张力的状态，使肌肉处于过长或过短的功能障碍位置。根据身体所承受的负荷和试图控制结构（功能障碍）的应力线，这些信息将引导你实现治疗目标。例如，骨盆和骶骨的韧带和筋膜（胸腰椎和腹部腱膜）可能会在脊柱受伤后以不适应的模式承受负荷，导致骨盆位置的不断改变。

很明显，髂骨和骶骨是骶髂关节功能障碍和疼痛的中心，但骶髂关节功能障碍与髋关节活动范围之间有什么关系呢？如果股骨与髋臼没有正确对齐，没有充分的ROM，骨盆如何能够缓冲行走、跑步、跳跃等过程中的冲击力？跨越该关节的结构如何进行适应——抑制、促进或痉挛（Janda, 1992）？腰椎骨盆-髋关节复合体的主要功能是平稳地转移负荷，同时满足任务的运动和控制要求（Lee and Lee, 2010）。在骨盆附近区域，常见共存的功能障碍，如髋关节、腰椎和神经动力学的运动障碍。

治疗前的注意事项

在进行任何形式的治疗（Rx）干预之前，重要的是对所有影响受伤/功能障碍区域的相关结构进行评估，判断其与运动员所表现出的症状是否密切相关。此外，在评估骨盆之前，应该对腰椎和双侧髋关节进行全面的检查和评估。

你应该评估相关结构的长度及爆发力，如同本书介绍的"结果测量"的形式，以此作为你实施治疗的基础。

1. 评估相关结构双侧的长度和力量。
   - 使用结果测量（如适用）。
2. 运用临床推理（从主观和客观评估中获得）。决定采用何种软组织治疗技术/干预措施。
3. 实施治疗干预。
4. 再评估。
   - 使用选定的结果测量（如适用）。
5. 是否已经达到了预期的改变效果？
   - 若没有，则从你的物理治疗"工具箱"中选择另一种"工具"。

- 再评估。
- 若达到了预期的改变效果，停止评估，不要让组织过度疲劳。
6. 让运动员进行康复训练，以保持所取得的效果。

　　例如，腹内斜肌的后部纤维通过胸腰筋膜（TLF）的中层进入对侧臀大肌的深层，在低负荷活动（如步行）中充当SIJ的稳定系统。因此，如果怀疑SIJ存在问题，请评估腹内斜肌。

触诊

　　触诊能使我们充分认识和理解治疗对象存在的明显个体差异。在治疗之前，请理解以下几点。

- 应在患者处于静立负重姿势时检查骶骨点头运动[1]（当患者俯卧或仰卧时点头运动不同；这对腿的长度有显著的影响）。
- 踝关节扭伤后股骨粗隆移位或矫形不当，可能导致骶髂关节受力不均和髂骨反旋，导致腿长不等。
- 若患者的骶髂关节倾斜，也会使人产生其腿长不一致的感觉。

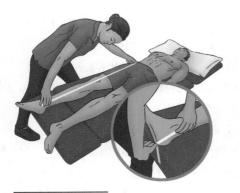

---

1. 点头运动：骶骨屈曲（见第1章）。
2. 特伦德伦伯格步态：由于对侧外展肌无力，抬离脚的髋关节下垂的形态（见第1章）。

腿长评估

　　评估腿长的过程如图5.1所示。

SIJ评估前的观察和全面评估

步态

1. 在理想情况下，你将有机会观察运动员的所有训练课程［步行、跑步、技术、体能（S&C）］。你将与教练和跨学科/跨专业团队的其他成员就运动员的症状进行沟通。
2. 实际上，你很有可能在治疗区看到运动员。
3. 仔细观察运动员如何走进你的治疗室，如果这还不足以收集信息，让他们在走廊上来回走动。
4. 观察运动员走路时骨盆和下肢的负荷转移情况，这可以提供有价值的信息。
5. 若观察到以下现象，则运动员具备良好的功能。
    - 无特伦德伦伯格步态[2]迹象。
    - 良好的动力控制。
    - 腰椎、骨盆（最小旋转）和下方关节对齐。
    - 头部和身体产生横向偏差最小的运动。
6. 可能会看到负荷转移失败的迹象。
    - 特伦德伦伯格征（注：也称为单脚站立测试，即病人使用患肢单脚站立时，因患侧臀中肌松弛无力不能支持骨盆而导致对侧臀部下垂）。
    - 增加旋转：

图5.1　评估腿长的过程。（1）患者呈仰卧位。（2）测量从髂前上棘到内踝的长度（实际腿长）。（3）将测量结果向下延伸至脚跟底部，踝关节处于中立位。（4）评估软组织干预前、后的情况（作用于股骨位置的肌肉缩短），看结果是否有变化。（5）若腿长确实存在差异，则患者可能需要使用矫正器

- 腰椎；
- 骨盆；
- 股骨（内旋）；
- 脚（内翻）。
  - 躯干偏移增加。

7. 此外，若在运动员处于站姿和坐姿时，观察到以下现象，则可能表明组织超负荷。
   - 站立时腰椎前凸/后凸增加：
     - 骶骨最大点头运动；
     - 耻骨联合位于胸骨切迹前方。
   - 驼背坐姿。
     - 骶骨反点头运动[3]。

评估腰椎（Lx）

1. 腰椎屈曲（图5.2）。
   - 治疗师将2~3个手指放在运动员的腰椎上。
   - 运动员屈曲腰椎。
   - 治疗师手指分开。

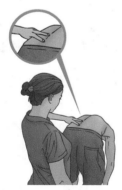

图5.2　腰椎屈曲评估

2. 在腰椎屈曲时，增加颈椎屈曲幅度。
3. 腰椎伸展（图5.3）。
   - 治疗师将2~3个手指放在运动员的腰椎上。
   - 运动员伸展腰椎。
   - 治疗师手指并拢。

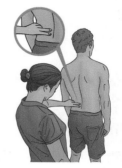

图5.3　腰椎伸展评估

4. 运动员左、右屈曲腰椎（图5.4）。

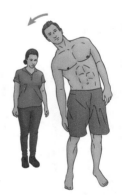

图5.4　腰椎侧屈评估

5. 运动员做左、右象限运动（复合运动/多平面运动）。只有在前述评估中没有引起症状的情况下才能这样做（图5.5）。

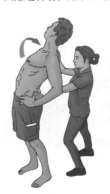

图5.5　象限评估

---

3. 骶骨反点头运动：骶骨伸展（见第1章）。

- 象限评估：

  - 伸展；

  - 侧屈；

  - 右旋／左旋；

  - 施加超压[4]（稳定骶骨）。

评估髋关节

评估运动范围和运动质量（图5.6）

运动范围的减小或运动质量的下降表明髋关节可能存在代偿性问题。

1. 运动员蹲下（体重），脚跟着地或离地。

   - 腰椎过度屈曲意味着可能存在髋关节屈曲受限。

2. 评估双侧并进行比较。

3. 仰卧位髋关节完全屈曲，并施加超压（图5.6a）。

4. 仰卧位髋关节完全内旋（内旋范围缩小表明可能存在骨关节炎）（图5.6b）

5. 紧接着在仰卧位进行髋关节完全外旋（图5.6c）。

6. 俯卧位髋关节完全伸展，施加超压（图5.6d）。

7. 俯卧位髋关节完全内旋和外旋（图5.6e和图5.6f）。

神经动力学测试

坍塌测试

坍塌测试（图5.7）可用于评估整个神经系统，常被称为"腰部神经张力测试"。

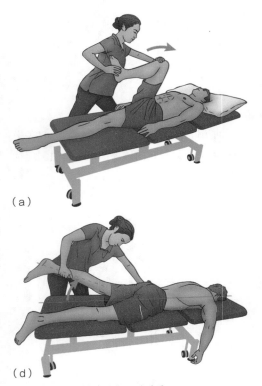

（a）

（d）

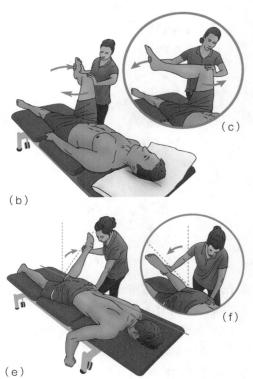

（b）

（c）

（e）

（f）

图5.6 评估运动范围和运动质量

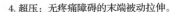

4. 超压：无疼痛障碍的末端被动拉伸。

1. 通过脊柱和髋关节屈曲来牵拉神经根，直腿抬高（SLR）测试呈阴性时，出现疼痛刺激表明神经根受压。
2. 在腰椎间盘突出症患者中，发现坍塌测试比SLR更敏感（Majlesi et al., 2008）。
3. 此测试可能会令人感到不适和过于困难，请确保：
   - 除非你已经学会了正确的操作技术，否则不要进行这种测试；
   - 主观和客观结果表明，应进行坍塌测试；
   - 考虑了所有禁忌证；
   - 此测试的最终目的是重现运动员的症状。
4. 运动员坐在治疗床边缘进行测试。
   - 双手在背后紧扣。
   - 胸部屈曲，紧接着腰部屈曲。
     - 压迫腰椎间盘。
   - 颈椎屈曲（治疗师施加轻微超压）。
     - 拉伸坐骨神经。
   - 运动员保持单膝伸展姿势。
   - 脚部背屈。
     - 从腰椎到脚，任何地方疼痛的再现均表明可能有潜在的椎间盘突出、神经紧张或神经动力学改变。
   - 颈椎伸展。
     - 疼痛消失了吗？通过减少神经张力来验证。
   - 换另一侧重复上述过程并进行比较。
5. 阳性测试。
   - 重现运动员的痛苦。
6. 阴性测试。
   - 没有痛苦。
   - 正常的肌肉紧绷导致腿部不适。

伸臂过头深蹲评估

图5.8所示为伸臂过头深蹲评估。

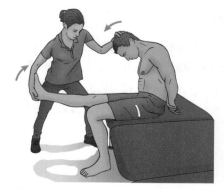

图5.7　坍塌测试

在这个评估中，以下是典型的不对称现象。
- 膝关节外翻［膝关节指向中线（X形腿）］。
- 膝关节内翻［膝关节指向外侧，远离中线（O形腿）］。
- 骨盆前倾（图5.8a）。
- 腰椎后凸（图5.8b）。
- 骨盆侧移（表明存在SIJ功能障碍）（图5.8c）。
- 躯干过度前倾（图5.8d）。

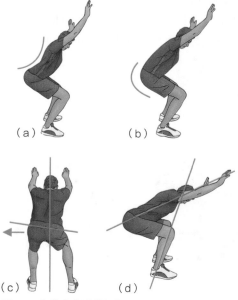

图5.8　伸臂过头深蹲评估

伊利（Ely）测试

伊利测试（或称俯卧屈膝测试，图5.10）用于排除股直肌是导致骨盆前倾的因素。

1. 运动员俯卧并保持对应关节对齐。
   - 治疗师将拇指和其余手指放在运动员髂后上棘（PSIS）（图5.10a）上。PSIS的位置如图5.9所示。
2. 治疗师使运动员被动屈膝（图5.10b）。
   - 脚跟应近乎触碰到髋关节，而且没有任何代偿（图5.10c）。
   - 治疗师将拇指置于运动员的PSIS。
     - 同侧前倾。
     - 股直肌紧张。
   - 髋关节旋转。
     - 股直肌紧张。
   - 髋关节外展。
     - 股直肌紧张。
   - 治疗师需要解决运动员存在的股直肌长度缺陷问题。
3. 解决股直肌长度缺陷问题。
4. 若运动员感到腰椎疼痛，则可能由以下因素引起。注意运动员必须明确说明疼痛的部位。

- 腰骶部损伤或髋关节病变引起的股神经刺激。
- 潜在的椎间盘突出或膨出。
- 潜在的SIJ功能障碍。

5. 如果这超出了你的专业范围，请将患者转诊给相关医师。

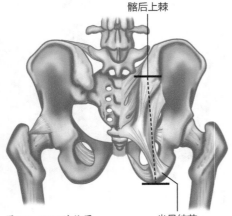

图5.9　PSIS的位置

髂后上棘

坐骨结节

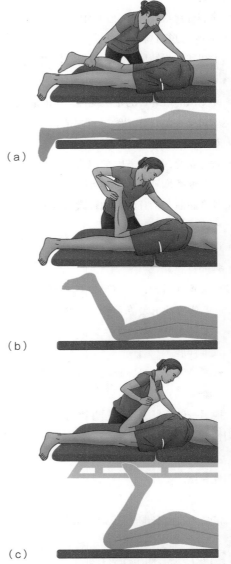

（a）

（b）

（c）

图5.10　在进行伊利测试时，治疗师的手指在PSIS的位置

评估

在过去的十年中，骨盆带的临床评估程序已经从简单的SIJ功能活动度测试转变为功能评估程序——在负荷在脊柱和下肢之间转移的过程中测试骨盆保持稳定的能力（Hungerford et al., 2007）。这些测试发展变化的原因之一是人们对骨盆、对负荷传递的反应方式有了更多的了解，另一个原因是许多SIJ活动性测试的信度和效度较差。

系统回顾和元分析显示，在大腿推力测试、骨盆挤压测试和3个及以上的阳性压力测试中，对SIJ疼痛的诊断具有鉴别能力（参见第61页）。由于缺乏SIJ疼痛诊断的标准，因此应谨慎看待国际SIJ疼痛标准研究协会相关测试诊断的有效性（Szadek et al., 2009）。相关证据表明，有必要对SIJ疼痛或功能障碍进行一系列测试（Laslett et al., 2005; Robinson et al., 2007）。

曼根和弗利亚（Mangen and Folia, 2009）的系统回顾表明，由于大腿推力测试和骨盆分离测试分别具有最高的个体敏感性和特异性，因此这些测试的表现可能是合理的。他们指出，如果两种测试都能引起类似的疼痛，则不需要进一步测试。

曼根和弗利亚（Mangen and Folia, 2009）还建议，如果按压时不会感到痛，则应进行骶骨推力测试。如果在这项测试中感到很痛，可能存在SIJ病变。如果骶骨推力测试呈阴性，则SIJ病变的可能性不大。这样做的好处是，以这种方式触诊SIJ，可以避免患者/运动员/客户接受不必要的测试，并且在大多数情况下，即使一个或多个测试没有完成，也可以进行诊断。

由于SIJ的活动受限，在明确骶髂关节是症状出现的原因之前，应对腰椎、髋关节（上、下关节）和神经动力系统进行全面评估（Sturesson et al., 2000）。

骨盆带的稳定性来自耻骨联合和SIJ之间的连接，这是一个强大的韧带系统。骶骨呈楔形且垂直固定于无名骨（耻骨、髂骨、坐骨的融合）（Hengevald and Banks, 2014）。这些结构构成了一个自锁系统（Kapandji, 2007），有助于骨盆的闭合。一些肌群和筋膜同样有助于骨盆带的动态稳定和动态力性闭合。

威利明（Vleeming, 1997）将形闭合描述为"由于关节面紧密接触而产生的稳定状态，一旦它受到一定的负荷，就不需要额外的力来维持这种状态。"这是由骶骨的形状造成的，它楔入两个髂骨之间。

腹横肌（TA）的解剖附着点［髂骨、胸腰筋膜（TLF）后层的中层和深层］导致了骨盆僵硬。盆底肌肉的协同收缩作用，以及TA和多裂肌的共同收缩增加了刚性，减少了SIJ中的剪切力，有助于骨盆的稳定，从而维持腰椎骨盆区域负荷的正确转移（Pel et al., 2008）。

肌肉链

李（Lee, 2004）描述了4种稳定骨盆区域的肌肉链：

- 侧链；
- 后斜链；
- 前斜链；
- 后纵链。

上述肌肉链绝不是独立发挥作用的，它们相互连接，部分重叠，共同发挥作用（Lee，2004）。这些肌肉链与局部稳定系统不同，不会影响脊柱运动，但它们在TLF中产生张力，从而增加骨盆后部的压力并控制腰椎骨盆区域内的旋转和剪切。

SIJ周围有多条肌肉链，以起稳定作用。可在这些肌肉链的解剖结构的基础上，对这些肌肉进行康复训练，以提高SIJ的稳定性。如果制订了康复计划来强化这些肌肉，SIJ的运动模式和疼痛可能会改善。

在骨盆中提供力性闭合的肌肉链包括后斜链、前斜链和后纵链。

3种肌肉链

后纵链（图5.11）的构成部分包括竖脊肌、多裂肌（MF）、骶骨、胸腰筋膜深层（TLF）、骶结节韧带（STL）和股二头肌（Hengevald and Banks，2014）。

- 竖脊肌和MF是深层纵向链的一部分，同时对腰椎节段起压缩作用，并动态约束腰椎的前/后剪切应力。
- 构成链的肌肉会增加TLF的张力并压迫SIJ。
- 股二头肌可以通过与STL连接而影响骶骨点头运动，并在骨盆相对于腿部的内在和外在稳定性中发挥作用（Vleeming et al.，2008）。

后斜链（图5.12）影响力性闭合，其构成部分包括背阔肌、TLF和臀大肌（GM）。后斜链与SIJ的关系如下。

- GM通过TLF后层具有最大的力性闭合能力，并且它可以将张力直接传递到SIJ后方低至第3骶椎（S3）（Barker et al.，2004）。
- 范·温格登等人（Van Wingerden et al.，2004）报告，在步态过程中，GM与背阔肌的收缩相结合，使SIJ的硬度增加3倍。
- 抗阻力旋转可以激活后斜链（Vleeming and Stoeckart，2007）。
- GM在阔筋膜张肌和TLF之间建立连接。GM的收缩增加了腰椎、SIJ和髋关节的筋膜的硬度（Hengevald and Banks，2014）。

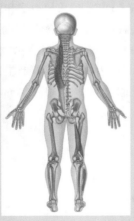

图5.11　后纵链

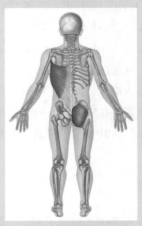

图5.12　后斜链

- 亨格福德等（Hungerford, 2003）发现 SIJ 功能障碍改变了 GM 开始收缩的时间。

　　前斜链（图 5.13）的构成部分包括腹外斜肌、腹内斜肌、腹横肌、腹直肌、腹白线、腹股沟韧带和髋内收肌。

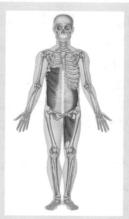

图 5.13　前斜链

治疗前的进一步思考

　　在研究骨盆周围的功能障碍和功能时，还需要考虑到筋膜线（Myers, 2001）。竖脊肌与多裂肌会同时对腰椎节段起压缩作用，并对腰椎的前、后剪切应力产生动态约束（Myers, 2001）。该链中的肌肉会增加整个 TLF 的张力，并压迫 SIJ。股二头肌与骶结节韧带的连接会影响骶骨点头运动。

　　高张力的全身肌肉可促进形成骨盆周围功能失调后的适应策略。胸部紧张表示斜方肌活动过强，背部紧张表示竖脊肌活动过强，盆底紧张表明梨状肌和闭孔内肌活动过强。上述情况常见于无法控制脊柱、骨盆和/或髋关节运动的人身上（Lee, 2004）。在考虑局部肌肉的康复之前，我们需要通过软组织治疗技术来解决这些高渗组织的问题。

　　如果腰椎和髋关节的 ROM 不足，SIJ 可能会出现过度劳损和代偿。通过深蹲的方式（先脚跟离地，然后脚跟着地）评估髋关节，这样可以评估髋关节完全屈曲时的承重情况。专注于腰椎的屈曲程度（腰椎屈曲增加可能表明髋关节屈曲受限）。此外，在测试髋关节外展和伸展的范围时，可让患者单脚弓步踩在椅子或较低的治疗床的边缘，观察脊柱或髋骨是否采取了代偿动作，来测试髋关节屈曲和伸展的范围。

　　通常，患有 SIJ 障碍的人会感到患侧腿部疼痛、沉重或疲劳，尤其是在负重活动时。突然而剧烈的疼痛，使得一些人无法进行日常生活活动（ADL）。

　　SIJ 的症状很少向对侧转移；产生这些症状的部位通常孤立于 SIJ 的后方，可能远至小腿和脚，但一般在髋关节、腹股沟和大腿后部周围。

　　患有 SIJ 疼痛的人常常会通过调整姿势来减轻症状，如经常向一侧倾斜，使用一侧臀部坐着或者双腿交叉坐着。在评估从坐到站（STS）时，你可能会看到，患者除了推骨盆外，还必须把膝关节推到一起，以便站立。对于患有 SIJ 功能障碍的人来说，他们想要将指关节伸入下背部、臀部或骶骨/SIJ 区域，以尝试缓解不适，这是很常见的。这些都是线索，有助于你提出临床推理假设。

骶髂关节疼痛可能导致活动受限

蒙斯等人（Mens et al., 2001）研究了SIJ疼痛导致的活动限制。通过了解这些功能性活动，你可以调整主观性询问的内容，以深入了解患者的病史。

- 90%的患者表示站立30分钟后感到疼痛（静态负荷）。
- 86%的患者表示提着满满的购物袋时感到疼痛（动态负荷）。
- 81%的患者表示单腿站立时感到疼痛（受到负荷时的剪切力）。
- 81%的患者表示步行30分钟后感到疼痛（动态负荷和应力）。

评估骨盆

在评估关节活动度之前，应该对骨盆带进行位置分析，因为活动度的差异可能只是反映了骨起始位置的不同。骨盆受到附着在其上肌肉的多种力矢量的影响，这些力矢量会影响骨盆的位置。骨盆的前、后视图分别如图5.14、图5.15所示。

同样重要的是，要考虑到腰–骶–髋关节复合体的主要功能是平稳转移负荷，同时满足任务的运动和控制要求。

李及其团队（Lee and Lee, 2010）提出了有效触诊髂骨、骶骨和坐骨的方法。他们指出应在仰卧和俯卧位上利用整只手（以更准确地评估位置）进行评估。

仰卧、俯卧位时触诊髂嵴

仰卧位：
- 被测者腿部伸展；
- 治疗师将手掌根放在被测者无名骨的侧面；
- 注意差异；
- 治疗师将拇指放在被测者髂前上棘（ASIS）的下方，以确认位置。

俯卧位：
- 被测者腿部伸展；
- 治疗师将双手掌根放在被测者髂后上棘（PSIS）的下方，双手其余部分放在髋骨的后方；
- 左、右比较，发现位置是否有差异；
- 治疗师将拇指放在被测者PSIS的下方来确定位置。

坐骨结节也可用于确认一侧髋骨相对于另一侧髋骨的垂直剪切力。测试时，应用拇指触诊双侧坐骨结节最下方的部位。

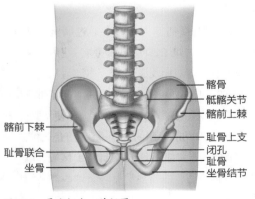

图5.14 骨盆标志，前视图

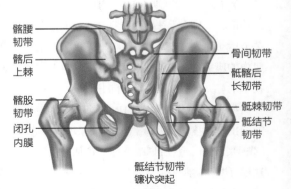

图5.15 骨盆韧带，后视图

触诊 SIJ

- 骶髂关节位于骶骨和髂骨之间（深达胸腰筋膜）。

- 在 PSIS 的内侧。

- 在俯卧位下触诊，定位 PSIS。

- 向内侧移动，确定关节的位置。

- 屈曲同侧膝关节，握住足部。

- 向内、外侧旋转髋关节。

- 感觉关节空间的小开口。

　　骨盆带与腰椎和髋关节有协同作用，SIJ 需要在运动和稳定之间达到良好的平衡（图 5.16）。关节周围的结构（肌肉、筋膜、韧带）

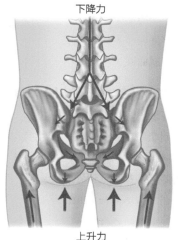

图 5.16　SIJ 需要在运动和稳定之间达到良好的平衡

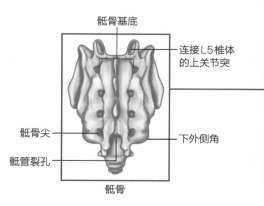

图 5.17 的标注：
骶骨基底
连接 L5 椎体的上关节突
骶骨尖
下外侧角
骶管裂孔
骶骨

提供"力性闭合"，使运动和稳定都能实现。

骶骨的位置（图 5.17）

- 俯卧，双腿伸展。

- 触诊骶骨下外侧角的背侧。

- 评估任何旋转。

- 李及其团队（Lee and Lee, 2010）指出，由于骶骨基底深度受到骶骨多裂肌的大小和特征的影响，评估骶骨的位置时，这个评估更为可靠。

　　通常，来寻求治疗的人由于整体肌肉（横跨多个节段或区域、运动肌和整体稳定肌）的优势和过度活跃，难以激活局部肌肉（深层、节段、稳定肌）。因此，我们需要先解决整体肌肉的功能障碍问题（这往往是抑制局部肌肉的原因）。

　　主要的局部肌群产生张力，以稳定腰椎和骨盆带，包括腹横肌、多裂肌深部纤维、骨盆底、膈肌和腰大肌后部纤维（Gibbons, 2002）。当这些结构出现功能障碍时，会引起肌肉收缩的时间延迟，可见或可触及的萎缩（张力丧失），或试图与其他肌肉一起运动时丧失协调性。当整体肌肉系统的结构出现功

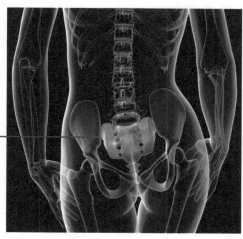

图 5.17　骶骨的位置

能障碍时，就会出现优势主导的证据，包括共同收缩、高张力、激活延迟、无力、激活不良、运动时失去协同作用及柔韧性降低等迹象。

SIJ的解剖

- SIJ是位于髂骨关节面和骶骨翼面之间的滑膜关节（图5.18）。
- 纤维囊完全包裹着SIJ，并包埋在关节边缘的组织中。
- SIJ有丰富的韧带（围绕关节囊），其后方非常坚固，前方稍弱。
- 副韧带（骶结节韧带、骶棘韧带、髂腰韧带）提供额外的稳定性。

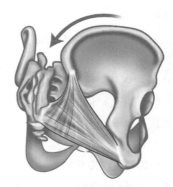

图5.19　骶结节韧带紧张，限制了SIJ的活动

SIJ功能障碍常见的关节活动度

- 膝关节伸展减少。
- 髋关节内旋减少。
- 髋关节外旋减少。
- 髋关节伸展减少。
- 髋关节屈曲减少。

SIJ功能障碍常见的软组织表现

高渗状态（需要软组织干预）：
- 同侧梨状肌、股二头肌、大收肌、腰方肌和腹斜肌；
- 对侧髂肌、背阔肌和外展肌。

抑制（需要激活/加强）：
- 同侧臀中肌和竖脊肌；
- 对侧臀大肌和腰大肌。

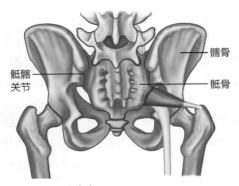

骶髂关节　　　　　　髂骨

　　　　　　　　　　骶骨

图5.18　骶髂关节

SIJ的自锁能力

在点头运动中，当骶骨位于骶髂背侧韧带上时，骶髂关节就会产生张力并保持稳定。然而，当骶结节韧带（STL）承受负荷时（如股二头肌、GM、梨状肌和TLF的张力），SIJ的活动性降低，如图5.19所示。有趣的是，孕妇和腘绳肌紧张之间的关系——腘绳肌试图负荷STL，更努力地使活动的SIJ保持稳定（Kapandji，2007）。

评估疼痛

相关研究强烈支持进行疼痛刺激测试，因为单项测试相对可靠，当2~3个测试一起进行时，可靠性会更高（Laslett and Williams, 1994, 2005；van der Wurff et al., 2000a, 2000b；Robinson et al.，2007）。

相关证据表明：至少有3种骶髂关节疼痛刺激测试呈阳性，才能确认疼痛由骶髂关节引起（Szadek et al., 2009）。这些测试如下。

- 骨盆分离测试。
- 骨盆挤压测试。
- 大腿推力测试。
- 骶骨推力测试。

骨盆分离测试（图5.20）

骨盆分离测试是最具体的测试（Laslett et al., 2005）。

1. 运动员仰卧，用小枕头垫在膝关节下方（使腰椎保持中立）。
2. 治疗师将双手掌根分别放在运动员两侧ASIS的内侧，通过ASIS缓慢地向后外侧施加稳定的力（分离骶髂关节前部，压迫后部）。
3. 保持这个力。
4. 询问运动员疼痛的再现情况和疼痛的位置。

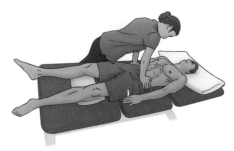

图5.20　骨盆分离测试

骨盆挤压测试（图5.21）

1. 运动员侧卧，髋关节、膝关节屈曲。
2. 治疗师将双手放在运动员髂嵴前外侧。
3. 治疗师通过髂骨缓慢、稳定地向内侧施加力，压迫SIJ的前部，牵引后部。
4. 保持这个力。
5. 询问患者疼痛的再现情况。
6. 换另一侧，重复测试。

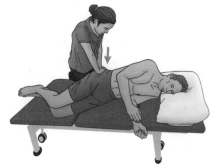

图5.21　骨盆挤压测试

大腿推力测试（图5.22）

尝试在一侧的骶髂关节后部施加应力以引起疼痛。

1. 运动员仰卧，髋关节、膝关节屈曲。
2. 运动员的大腿与治疗床成90度，稍微内收。
3. 治疗师的一只手握住运动员的骶骨，另一只手臂和手环绕运动员屈曲的膝关节。
4. 治疗师沿着垂直方向的股骨向底部施加力。
5. 换另一侧，重复测试。

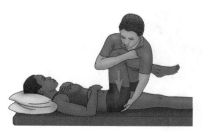

图5.22　大腿推力测试

骶骨推力测试（图5.23）

尝试在两侧髂骨相对于骶骨施加向前的剪切力以引起疼痛。

1. 运动员俯卧。
2. 治疗师朝骶骨中心向下垂直施力。

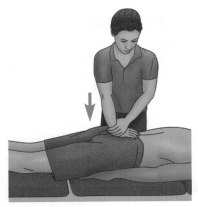

图5.23　骶骨推力测试

附加测试

盖氏（Gaenslen）测试（图5.24）

1. 运动员在治疗床一侧仰卧。
2. 运动员的一侧髋关节屈曲至靠近腹部，当治疗师施加超压时，让运动员保持不动。
3. 治疗师将运动员的另一条腿慢慢移至床的边缘，并在膝关节上施加超压。
4. 当疼痛在屈曲侧再现时，测试呈阳性。

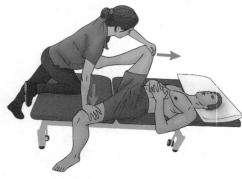

图5.24　盖氏测试

评估功能丧失

Stork测试

Stork测试［又名特伦德伦伯格测试/单腿站立（OLS）/Gillet］和主动直腿抬高测试均显示了可接受的测试者间的可靠性。李和他的团队（Lee and Lee, 2010）还评估了仰卧位和站立位的骨盆侧倾，以测试通过耻骨联合的负荷转移。

Stork测试（图5.25）是一种运动控制测试，治疗师通过观察被测者站立时骨盆如何承受负荷来评估其形闭合和力性闭合机制。在测试承重侧（骨盆自我支撑对齐）时，若被测者能保持髂骨相对骶骨稳定对齐即为达到标准。在此负荷转移测试期间，骨盆不会出现相对运动（该测试也用作耻骨联合疼痛激发测试），应进行3次，以确保观察到相同的模式。

非承重侧（NWB）相对于同侧骶骨向后旋转的能力也可以通过该测试进行评估（Hungerford et al., 2007；Lee and Lee, 2010）。该测试可用于观察两侧的对称程度，具体操作如下。

1. 运动员站立。
2. 治疗师跪在运动员身后，将掌根放在运动员测试侧的髂骨上。
3. 用同一只手的手指包住运动员的髂骨，保持放松。
   ■ 将同一只手的拇指放在运动员的髂后上棘（PSIS）的正下方。
   ■ 将对侧（另一只手）拇指放在运动员的S2处。
   ■ 双手放松。
4. 要求患者单腿（正在评估的一侧）站立，对侧膝关节屈曲并与肚脐对齐。
5. 重复3次，并观察每次得到的结果是否相同。

6. 在另一侧重复（记得交换手的位置），并将两侧的测试结果进行比较。

7. 观察在两侧进行测试得到的结果是否相同。

8. 观察负荷转移到承重（WB）腿时是否平稳。

9. 观察骨盆是否保持在相同的位置。

10. 将双手保持在同样的位置，但是这次将其放置在髋关节屈曲的一侧（NWB）。

11. 当髋关节屈曲，骨盆相对于骶骨向后旋转时，放在PSIS下方的拇指应低于原来的位置。

12. 再与对侧进行比较，评估对称性，以及髂骨相对于骶骨的运动关系。

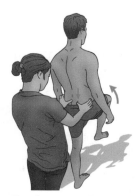

图5.25　Stork测试

主动直腿抬高（ASLR）（图5.26）

在仰卧位评估时，通过骨盆承担负荷。

1. 运动员将健侧腿抬高8英寸，并比较与抬起患侧腿的用力差异。

2. 难度可分为0~5个级别（Mens et al., 2001）。

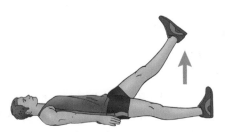

图5.26　主动直腿抬高（ASLR）

3. 将腿抬起来时，应该很轻松；相对于躯干或腿部，骨盆应该不出现任何方向的移动。

4. 如果患者感到太困难或感到腿部沉重，说明局部和整体肌肉的募集能力都很差。

腰大肌在ASLR中的作用

胡等人（Hu et al., 2011）使用ASLR测试研究了腰大肌在髋关节屈曲中的作用（髋关节屈曲将髂骨向前拉）。该动作在过去被认为由对侧股二头肌和同侧腹侧肌抵消引起（将髂骨压向骶骨以增加力性闭合）。他们的研究结果强调了ASLR的问题可能反映了力性闭合的问题，腹壁激活抵消了髂骨旋前，而对侧股二头肌的激活导致了骨盆在水平面的旋转（临床上认为是对侧ASIS的向上运动）。反过来，这又通过同侧腹横肌和腹内斜肌抵消而成。腰大肌在两侧活动（可能反映了腰椎的稳定性），髂肌、股直肌和长收肌在同侧（协同）活动。

向骨盆施加压力（挤压髂骨前部，或使ASIS更加靠近）可以轻松地抬高腿（在压力过大的情况下，这个动作可能会变得非常困难）。

改变压力的位置可以帮助治疗师确定哪里需要更多的压力（以及哪里存在弱点），以帮助通过骨盆带转移负荷（Lee and Lee, 2010），从而制定有效的治疗方案。

李及其团队（Lee and Lee, 2010）提出骨盆不同区域的压缩差异，具体如下。

■ 前压，将ASIS靠得更近（刺激腹横肌）。

■ 髋关节大转子上方的前压（刺激骨盆前部）。

■ 后压，将两个PSIS靠近（刺激多裂肌）。

■ 左侧ASIS的前压和右侧PSIS的后压相互作用（刺激左侧TA和右侧多裂肌）。

在计划治疗时，应记住在ASLR测试期间对患者最有帮助的压力。

请记住，如果压力过大，患者的表现将不理想，或者可能难以做抬腿动作。

如果发现压力（力性闭合）减小了怎么办？

1. 评估和治疗腰椎和髋关节，因为它们都可能存在运动不足。
   - 影响SIJ结构的代偿或应力。
2. 临时使用SIJ带。
3. 建议患者步行和游泳，以激活臀大肌。
   - 增加胸腰筋膜（TLF）的张力。
4. 对臀大肌和背阔肌（后斜链）、竖脊肌和多裂肌进行专门训练（Vleeming and Stoeckart, 2007）。
   - 加强力性闭合。
   - 加强TLF。

如果发现压力过大了（力性闭合）怎么办？

1. 检查是否是腰椎骨盆区域的整体肌肉过度活跃从而压迫了SIJ。
2. 观察疼痛激发测试是否呈阳性。
3. 观察Stork测试是否呈阴性。
4. 观察ASLR是否呈阴性。
5. 评估和治疗SIJ周围的结缔组织。
   - 进行软组织治疗（结缔组织）。
   - 如果底部出现明显限制，则将髋关节外旋。
   - 使用肌肉能量技术（MET）。
   - 采用关节松动术和灵活性训练。
   - 进行姿势训练。
6. 降低全身优势肌的高张力。
7. 停止稳定性练习（肌肉已经过度活跃）。
8. 增加呼吸练习。
   - 胸式、腹式呼吸。

附加SIJ功能测试

（这些测试降低了灵敏度和特异性。）

站立位屈曲测试

1. 运动员站立。
2. 治疗师站在运动员后面，并：
   - 将双手掌根放在运动员的髂骨上；
   - 将手指包裹在运动员的髂骨周围，并保持放松；
   - 将拇指放在运动员的PSIS正下方；
   - 保持双手放松。
3. 要求运动员尽可能向前屈曲（图5.27）。
4. 重复3次，观察每次得到的结果是否相同。
5. 将两侧的测试结果进行比较，评估对称性。
   - 如果拇指在屈曲过程中保持水平（移动距离相等），则结果为正常/阴性。
   - 如果在屈曲过程中，一侧的PSIS向头侧方向移动，表明该侧髂骨存在SIJ功能障碍/骶骨运动受限。

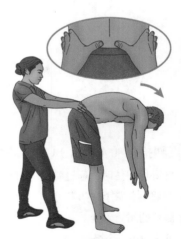

图5.27 站立位屈曲测试

坐位屈曲测试

1. 运动员坐在长凳中间，双脚接触地板。
2. 治疗师跪在运动员身后，然后：
   - 双手掌根放在运动员的髂骨上；
   - 将手指包裹在运动员的髂骨周围，并保持放松；

- 将拇指放在运动员的PSIS正下方;
- 保持双手放松。

3. 要求运动员尽量向前屈曲（图5.28）。

4. 重复3次，观察每次得到的结果是否相同。

5. 将两侧的测试结果进行比较，评估对称性。

- 如果拇指在屈曲过程中保持水平（移动距离相等），则结果为正常/阴性。
- 如果在屈曲过程中，一侧的PSIS向头侧方向移动，表明该侧髂骨存在SIJ功能障碍/骶骨运动受限。

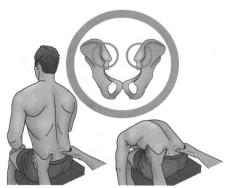

图5.28　坐位屈曲测试

髋关节外展测试（图5.29）

1. 该测试适用于检查腰椎区域的稳定性。

2. 运动员侧卧，下方腿的髋关节和膝关节弯曲，上方腿伸展。

3. 腿主动抬高，呈外展状态。

4. 腿应外展约20度。

5. 不应出现外旋（ER）、髋关节屈曲或抬起。

6. 允许腰椎段竖脊肌/腰方肌（QL）适度收缩。

7. 存在以下情况时，结果为阳性:

- 股骨ER，梨状肌缩短;
- 骨盆ER——梨状肌和其他外转肌过度活动/缩短;
- 髋关节屈曲，腰大肌、阔筋膜张肌过度活动/缩短;

- 在髋关节外展20度前出现骨盆抬起，即腰方肌过度活动/缩短;
- 同侧内收肌疼痛，即内收肌缩短。

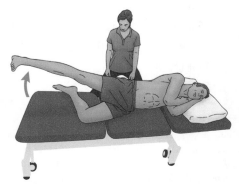

图5.29　髋关节外展测试

髋关节伸展测试（图5.30）

1. 该测试适用于评估俯卧位下，髋关节伸展时的协同肌激活情况。

2. 运动员俯卧，放松双臂。

3. 双脚伸展，超出治疗床边缘。

4. 一侧腿抬起并伸展。

5. 胸腰段竖脊肌（稳定躯干）开始收缩。

6. 通过腘绳肌和臀大肌（GM）的协调活动来实现动作。

7. 存在以下情况时，结果为阳性:

- 膝关节屈曲，表明腘绳肌缩短;

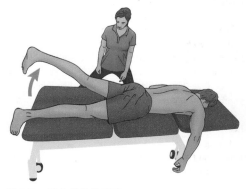

图5.30　髋关节伸展测试

- GM激活延迟/缺失（抑制），表明竖脊肌+/-腘绳肌过度活动；
- 假性髋关节伸展，腰部执行此动作，表明GM抑制或竖脊肌过度活动；
- 对侧肩胛周围肌肉过早收缩，表明下背部功能不稳定（激活上半身以代偿主要原动肌抑制）。

参考文献

Gibbons SCT, Pelley B, and Molgaard J (2001). Biomechanics and stability mechanisms of psoas major. *Proceedings of 4th Interdisciplinary World Conference on Low Back Pain, Montreal, Canada, November 9–11, 2001.*

Hengeveld E and Banks K (2014). *Maitland's Peripheral Manipulation.* Oxford, Churchill Livingstone.

Hu H, Meijer OG, van Dieën JH, Hodges PW, Bruijn SM, Strijers RL, and Xia C (2011). Is the psoas a hip flexor in the active straight leg raise? *European Spine Journal* 20(5): 759–765.

Hungerford B, Gilleard W, and Hodges P (2003). Evidence of altered lumbopelvic muscle recruitment in the presence of sacroiliac joint pain. *Spine* 28: 1593–1600.

Hungerford B, Gilleard W, and Moran M (2007). Evaluation of the ability of physical therapists to palpate intrapelvic motion with the stork test on the support side. *Physical Therapy* 87(7): 879–887.

Janda V (1992). Treatment of chronic back pain. *Journal of Manual Medicine* 6: 166–168.

Kapandji I (2007). *The Physiology of the Joints.* Edinburgh, Churchill Livingstone.

Laslett M, Aprill CN, McDonald B, and Young SB (2005). Diagnosis of sacroilial joint pain: validity of individual provocation tests and composites of tests. *Manual Therapy* 10: 207–218.

Laslett M, van der Wurff P, Buijs EJ, April C (2007). Comments on Berthelot et al. review: "Provocative sacroiliac joint maneuvers and sacroiliac joint block are unreliable for diagnosing sacroiliac joint pain." *Joint, Bone Spine* 74: 306–307.

Lee D (2004). *The Pelvic Girdle.* Edinburgh, Churchill Livingstone.

Lee D and Lee L (2010). *The Pelvic Girdle.* Edinburgh, Elsevier/Churchill Livingstone.

Majlesi J, Togay H, Ünalan H, and Tprak S (2008). The sensitivity and specificity of the slump and the straight leg raising tests in patients with lumbar disc herniation. *Journal of Clinical Rheumatology* 14(2): 87–91.

Mangen J and Folia V (2009). Validity of clinical tests for sacroiliac and lumbar joint dysfunction: a systematic review of the literature. *Systematic Reviews* 1: 1–35.

Mens JM, Vleeming A, Snijders CJ, Koes BW, and Stam HJ (2001). Reliability and validity of the active straight leg raise test in posterior pelvic pain since pregnancy. *Spine* 26(10): 1167–1171.

Myers T (2001). *Anatomy Trains.* Edinburgh, Churchill Livingstone.

Pel J, Spoor C, Pool-Goudzwaard A, Hoek van Dijke G, and Snijders C (2008). Biomechanical analysis of reducing sacroiliac joint shear load by optimization of pelvic muscle and ligament forces. *Annals of Biomedical Engineering* 36(3): 415–424.

Robinson HS, Brox JI, Robinson R, Bjelland E, Solem S, and Telje T (2007). Technical and measurement report the reliability of selected motion- and pain- provocation tests for the sacroiliac joint. *Manual Therapy* 12: 72–79.

Sturesson B, Uden A, and Vleeming A (2000). A radiostereometric analysis of movements of the sacroiliac joints during the standing hip flexion test. *Spine* 25: 364–368.

Szadek K, van der Wurff P, van Tulder M, Zuurmond W, and Perez R (2009). Diagnostic validity of criteria for sacroiliac joint pain: a systematic review. *Journal of Pain* 10(4): 354–368.

van der Wurff O, Hagmeijer RHM, and Meyne W (2000a). Clinical tests of the sacroiliac joint: a systematic methodological review—Part 1: Reliability. *Manual Therapy* 5(1): 30–36.

van der Wurff O, Hagmeijer RHM, and Meyne W (2000b). Clinical tests of the sacroiliac joint: a systematic methodological review—Part 2: Validity. *Manual Therapy* 5(2): 89–96.

van Wingerden JP, Vleeming A, Buyruk HM, and Raissadat K (2004). Stabilization of the SIJ in vivo: verification of muscular contribution to force closure of the pelvis. *European Spine Journal* 13(3): 199.

Vleeming A and Stoeckart R (2007). The role of the pelvic girdle in coupling the spine and the legs: a clinical-anatomical perspective on pelvic stability. In: Vleeming A, Mooney V, and Stoeckart R (eds) *Movement, Stability and Lumbopelvic Pain: Integration and Research.* Edinburgh, Churchill Livingstone.

第6章

骶髂关节功能障碍－治疗

后斜链

背阔肌

附着点

- 胸腰筋膜的后层嵌入下位6节胸椎、所有腰椎和骶椎的棘突，以及冈上肌和棘间韧带。

- 起自髂嵴外唇后部的筋膜，向上横穿胸腔下部，然后嵌入4根肋骨的下面3根周围的骨膜，并通过筋膜到达肩胛骨的下角。

- 纤维经过肱骨时，汇合在一起，形成一条细长、扁平的肌腱。

- 肌腱缠绕并附着于大圆肌的下缘，嵌入大圆肌腱前面的结节间沟底部（由滑囊隔开）。

- 将肌肉扭转180度的效果意味着肌腱的前表面与肌肉其余部分的后表面是连续的。

- 在躯干上附着的纤维位置最低，附着在肱骨骨膜的纤维位置最高。

神经支配

- 胸背神经（神经根C6~C8）。
- 覆盖肌肉的皮肤（神经根T4~T12，L1~L3）。

作用

- 伸展屈曲的手臂。

- 如果肱骨相对于肩胛骨固定，则背阔肌收缩肩胛带。

- 内收和内旋肱骨。

- 手臂固定在头部上方，背阔肌（图6.1）可以向上抬起躯干（协同胸大肌）。

- 背阔肌是进行划船和游泳运动时，下划动作的主要使用肌肉。

- 由于与肋骨关联，背阔肌在剧烈呼气（咳嗽或打喷嚏）时很活跃。

- 如果固定肱骨，如使用拐杖时，背阔肌能够相对于手臂向前拉动躯干（通过筋膜连接骨盆）。

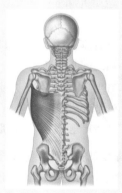

图6.1　背阔肌

治疗干预

在进行以下软组织干预时，请考虑第2章中强调的关于深入组织的速度。当深入组织时，我以6/10作为VAS[1]最高分值（运动员的感觉），这样就不会引起组织的抵抗反应，也不会让运动员感到疼痛。我对6/10的感觉是中度不适（这种程度不会引发运动员的逃避、躲开动作）。我向运动员说明，不必逞强。疼痛达到这一程度后，运动员就不要突然运动，治疗师也不要增加压力。这是一个循序渐进的过程，根据运动员和组织的反应来加以控制，可能需要60秒以上的时间，运动员才能感觉到组织的反应或不适感的减轻。此时，我建议运动员在不适感下降到大约2/10时告诉治疗师。

在这之后，我增加了身体部位的主动或被动运动。我告诉运动员，在不适感超过6/10位置保持一定时间，直到不适感降至2/10，并完成运动。然后我会重复这个过程，直到所有相关组织的问题都得到解决。

下面的内容，我没有重复提及，但是只要你深入研究组织，就应重复这些内容。

触诊

1. 运动员俯卧。
2. 手臂外展90度。
3. 治疗师抓住运动员肩胛骨外侧缘和外展肱骨之间的组织。
4. 在与治疗师对抗时，运动员向内旋转肩部（确定位置）。
5. 治疗师触诊运动员的肋骨和腋窝。

背阔肌的长度评估（图6.2）

1. 运动员站立或仰卧，髋关节和膝关节屈曲。
2. 如果运动员不能完全屈曲肩部，且没有潜

---

1. 视觉模拟疼痛量表（见第1章）。

在的肩部病变，则停止动作并记录其范围。

3. 运动员在矢状面上屈曲肩部。
   - 如果腰部拱起，则停止动作并记录范围。
   - 如果运动员不能完全屈曲肩部，则停止该动作，并记录其范围。
   - 如果出现上述情况，表明背阔肌短缩。
4. 值得注意的是：
   - 胸小肌使肩胛骨前倾，产生同样的效果；
   - 前腹部可能很紧，因此压低胸廓，并向前拉动肩胛骨。
5. 治疗后再评估。

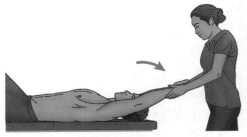

图6.2　背阔肌的长度评估

力量评估

1. 运动员俯卧。
2. 肩部轻微外展，肘部屈曲。
3. 治疗师稳定运动员的胸部。
4. 运动员在抵抗阻力的同时伸展肩部。
5. 评分等级如下。
   - 5/5——强烈收缩（正常）。
   - 4/5——较强收缩（良好）。
   - 3/5——弱收缩（一般）。
   - 2/5——轻微收缩（较差）。
   - 1/5——颤动（差）。
   - 0/5——未检测到收缩。
6. 无力可能是由抑制、触发点、疼痛、肌肉长度问题、神经系统缺陷引起的。
7. 治疗后再评估。

软组织治疗：运动员俯卧

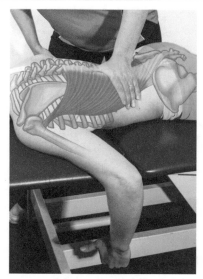

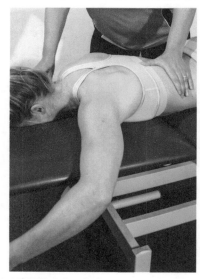

1. 运动员手臂外展45度，肘部屈曲，竖起拇指（始终保持拇指位置，以保证肩部的外旋）。
2. 治疗师用手掌握住运动员腰背部筋膜（起始于髂嵴外唇后部，向上并横穿过胸廓下部），慢慢融入。

3. 运动员缓慢屈肩，伸肘。
   - 治疗师用手促进运动（保持压力），有利于最初疼痛部位的运动。
   - 通过固定组织来抵抗运动，当组织主动或被动就位时保持该位置。

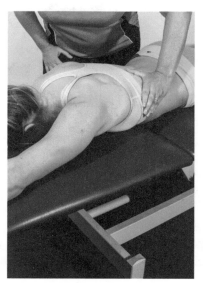

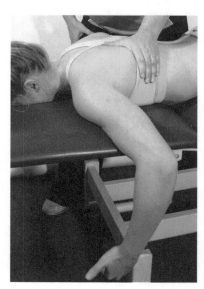

4. 重复上述动作，直到治疗师感觉触及背阔肌的组织。

5. 在这个阶段，遵循上述的原则，促进肩胛骨运动是有效的。

软组织治疗：运动员侧卧

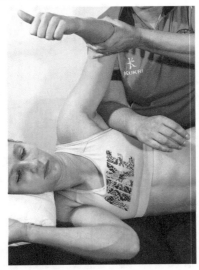

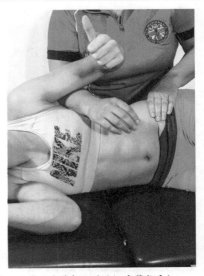

1. 运动员的手臂被动外展。
2. 治疗师用手抓住或握住运动员的前臂尺侧缘，在背阔肌附着于肱骨之前，慢慢地融入背阔肌的组织。

3. 将运动员的手臂复位（放松手臂或手）。
4. 运动员缓慢屈曲肩部（拇指向内）。

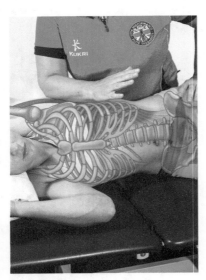

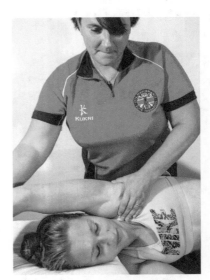

（运动员竖起拇指，保持外旋）。

■ 治疗师用手促进运动（保持压力），有利于最初疼痛部位的运动。

■ 通过固定组织来抵抗运动，当组织主动或被动就位时保持该位置。

5. 治疗师用大鱼际隆起或拇指平坦的侧面，向上嵌入运动员背阔肌的最高附着点，重复上述步骤。

软组织治疗：运动员仰卧

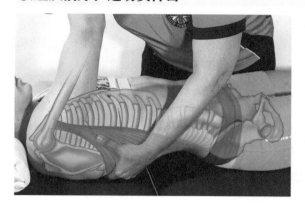

1. 运动员将手臂上抬至约与地面垂直。
2. 治疗师用拇指或手掌与运动员的相应部位保持接触，慢慢融入背阔肌的组织中，直到肱骨端。

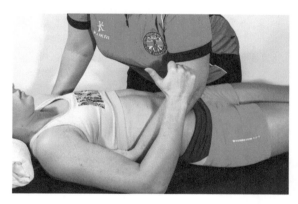

3. 运动员将手臂下放至接触床面且屈肘90度，肩部约呈45度，拇指指向头部。

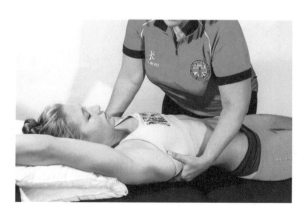

4. 运动员缓慢地屈曲并向外旋转肩部。
   - 治疗师用手促进运动（保持压力），有利于最初疼痛部位的运动。
   - 通过固定组织来抵抗运动，当组织主动或被动就位时保持该位置。

背阔肌的干针疗法

出于干针疗法的侵入性和严谨的解剖学考虑，这项治疗只能由合格的、有经验的物理治疗师实施。

1. 运动员俯卧/仰卧/侧卧。
2. 注意转移模式（图6.3）：这是否代表运动员的疼痛来源？
3. 运动员手臂外展90度。
4. 治疗师用手抓住（图6.4）运动员的腰部组织，使组织远离肋骨/胸壁。
5. 触诊组织是否有紧张带。
6. 使针垂直地穿过皮肤，进入紧张带。

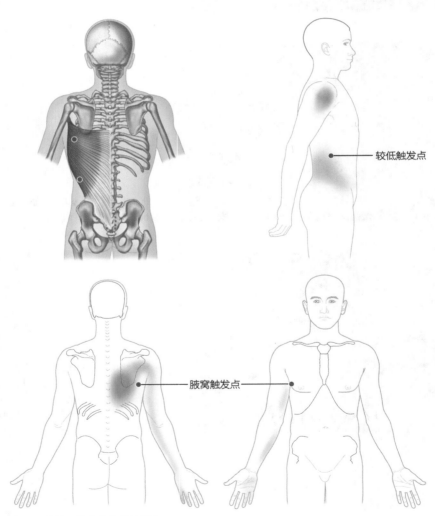

较低触发点

腋窝触发点

图6.3　背阔肌触发点和转移模式

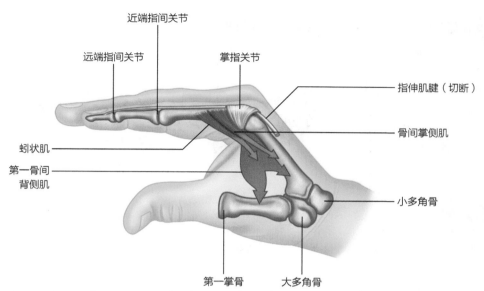

近端指间关节

远端指间关节

掌指关节

指伸肌腱（切断）

骨间掌侧肌

蚓状肌

第一骨间
背侧肌

小多角骨

第一掌骨

大多角骨

图6.4　蚓状肌和骨间肌的联合动作为掌指关节（MCP）屈曲和指间关节伸展。蚓状肌在MCP关节处为最大的屈曲力臂

器械辅助的软组织动员术（IASTM）（图6.5）

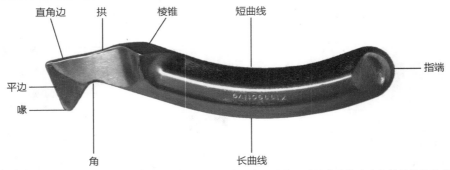

图6.5　器械辅助的软组织动员术中使用的器械。该器械的外形设计以强调多功能治疗和提供灵活的临床应用为重点。所有的IASTM应用只需要一种器械。单一器械的好处显而易见，但通常需要在产品选择上做出折中。不过，专门设计的器械在临床实践中可以产生最佳的人体工程学、反馈效果，并能灵活应用

器械辅助的软组织动员术：运动员侧卧

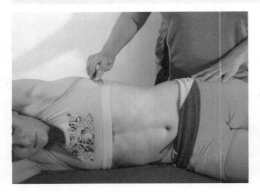 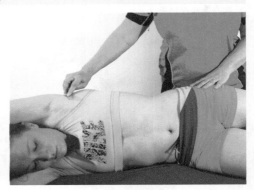

1. 必须使器械与皮肤接触。
2. 运动员伸展同侧上、下肢。
3. 运动员上臂伸展，以便当器械螺旋地进入腋窝时，接触上部纤维的汇合处。
4. 治疗师用非器械手覆于运动员的组织松弛部分，以保护骨性突起和边缘。
5. 使用长曲线或短曲线检查，以确定限制点或阻力点的位置。

6. 释放皮肤与浅筋膜之间的张力。
  - 保持轻轻按压。
  - 动作迅速且一致。
7. 运动员吸气时反复伸展手臂和腿，呼气时放松。
8. 当增加动作以重新建立各层组织（筋膜）间的滑动和滑行时，确保压力不会压住且固定组织。
9. 注意，使用器械的拇指应具有良好的特异性和准确性。

器械辅助的软组织动员术：运动员坐姿

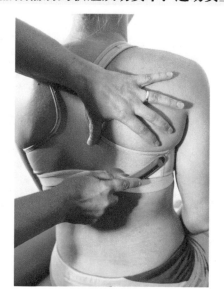

1. 治疗师用非器械手覆于运动员的组织松弛部分，以保护骨性突起和边缘。
2. 使用长曲线或短曲线检查，以确定限制点或阻力点的位置。
3. 释放皮肤与浅筋膜之间的张力。
   - 保持轻轻按压。
   - 动作迅速且一致。

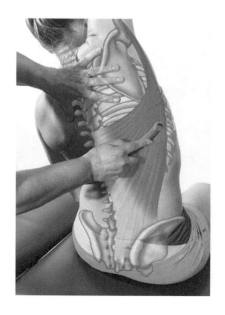

4. 使用器械较宽的一侧（长曲线）以大范围的刮划手法缓慢向上和向下扫动。
   - 指导运动员将同侧肩外展180度，同时使脊柱向对侧屈曲。
5. 引导运动员改变方向，同时屈曲对侧脊柱和水平内收手臂。
6. 重复大面积扫动，避免造成瘀伤。

肌肉能量技术：运动员侧卧

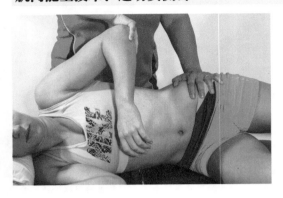

1. 运动员侧卧，下侧腿屈曲，上侧腿伸展（靠在治疗床底部）。
2. 治疗师用手接触运动员的上侧肘部和髂嵴。
3. 运动员外展上侧肩部，感受组织中（起点）的阻力。
4. 运动员使用大约20%的整体力量主动外展肩部对抗阻力，并持续10~12秒。
5. 在等长收缩后放松（PIR）的时间（约20秒）内，治疗师用一只手保持骨盆位置的同时，用另一只手辅助运动员进一步外展肩部。

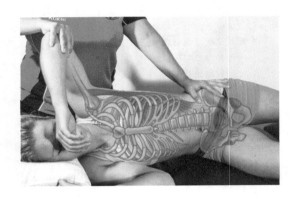

6. 重复这些步骤，直到没有进一步的效果。

胸腰筋膜（图6.6）

胸腰筋膜（TLF）由3个独立的层组成。

1. 后部（竖脊肌浅层）纤维向内进入胸椎、腰椎、骶椎的椎体，并连接棘上韧带。
   - 该层从骶骨和髂嵴一直延伸到髂肋外侧的肋骨角。
   - 背阔肌起源于该层的强力的膜部。
2. 中间层位于腰椎横突和横突间韧带周围组织的内侧。
   - 从上向下延伸，从第12肋骨下缘和上面的腰肋韧带延伸到下面的髂骨和髂腰韧带。
   - 位于竖脊肌和腰方肌之间。
3. 前层位于腰方肌前方，向内嵌入腰椎横突前表面周围的组织中。
   - 其外侧与腰方肌侧缘中层融合。

- 它从髂嵴和髂腰韧带向下延伸至第12肋骨的下缘。
- 上部在第12肋骨与L1横突之间增厚，形成侧弓状韧带。
- 在侧面，单层的筋膜作为腹横肌和腹内斜肌的附着点。
- 在腰椎区域，厚筋膜填充第12肋骨和髂嵴之间的空隙，起到保护膜的作用。
- 胸部筋膜较薄，位于竖脊肌、背阔肌和菱形肌之间。

作用

- 多块肌肉附着在TLF上，使其成为下背部、骨盆和下肢近端肌肉之间的连接点。
- 当这些肌肉收缩时，通过产生张力来保持稳定性。

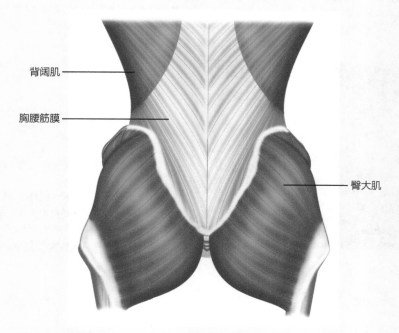

背阔肌

胸腰筋膜

臀大肌

图6.6　胸腰筋膜

软组织治疗：运动员坐姿

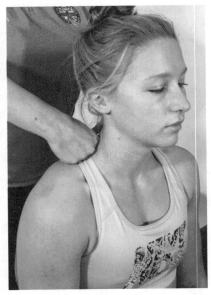

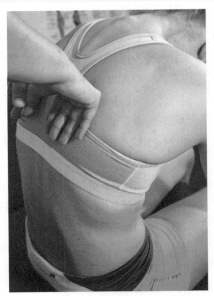

1. 运动员坐在治疗床中间，双脚牢牢地放在地板上。
2. 治疗师站在运动员后面。
3. 治疗师将拳头放置在运动员的上斜方肌前部。

4. 保持压力，在运动员的组织可以承受的情况下，慢慢将手向远端移动（请阅读第2章）。
5. 保持压力直到手到达运动员的骶骨。

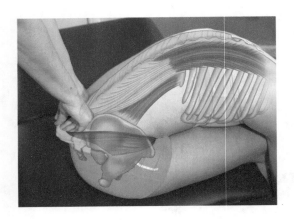

6. 运动员在此过程中会有不适感（提前告知运动员）。
7. 如果遇到手部只能非常缓慢地向远端移动或者无法继续向远端移动的位置，在该位置保持一段时间，直到手部可以继续向远端移动。
8. 重复这些步骤，直到整个动作流畅为止。

器械辅助的软组织动员术：运动员双手和双膝着地（脊柱中立）

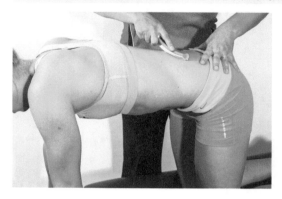

1. 使用器械的长曲线或短曲线扫查，以确定限制点或阻力点的位置。
   ■ 使用大范围的刮划手法向上、向下、斜向和横向（所有方向）缓慢扫查。
2. 释放皮肤和筋膜表面之间的张力。
   ■ 保持轻轻按压。
   ■ 动作迅速。

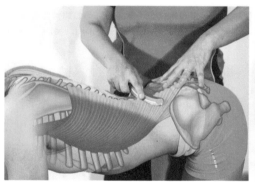
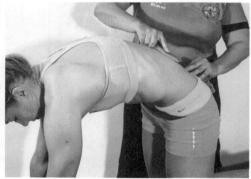

3. 指导运动员屈伸脊柱。
4. 重复扫查，避免造成瘀伤。

器械辅助的软组织动员术：运动员站姿

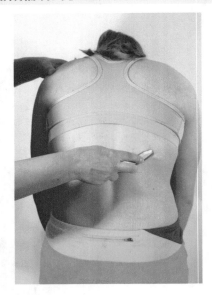

1. 从中立或轻微屈曲的姿势开始，以避免皮肤松弛影响器械的滑动。
2. 使用短曲线或长曲线进行扫查。
   - 短曲线通常能很好地贴合肋骨和腰部外侧及后侧肌肉的轮廓。
   - 器械的肩部能很好地贴合脊柱旁的沟槽，防止器械撞击棘突。
3. 治疗师用非器械手覆于运动员的组织松弛部分。
4. 使用大范围的刮划手法缓慢地向上、向下、斜向和横向（所有方向）扫动。

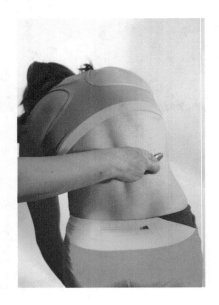

5. 处于站立状态时：
   - 运动员使脊椎同时屈曲和侧屈。
6. 重复扫查，避免造成瘀伤。

臀大肌（图6.7）

附着点

- 臀后线后面的髂骨臀面。
- 髂骨后缘和髂嵴相邻部分。
- 起源于尾骨侧面和骶骨后部。
- 骶结节韧带上部。
- 上层纤维汇入骶棘肌腱膜。
- 前部深纤维来自覆盖臀中肌的筋膜。
- 纤维向下、向前延伸至股骨上部。
- 表面纤维（大约3/4）形成一个独立的薄层，逐渐缩窄并分布在两层阔筋膜之间，形成髂胫束。
- 较深的纤维（1/4）形成一个较宽的腱膜，覆盖在股骨臀肌粗隆。

神经支配

- 臀下神经（神经根L5、S1和S2）。

- 覆盖肌肉的皮肤（L2和L3的分支）。

作用

髋关节伸展启动模式如图6.8所示。

- 向后拉动股骨干，使髋关节伸展。
- 靠近大腿外侧的较低纤维在伸展过程中向外侧旋转大腿。
- 下部纤维可使大腿内收。
- 上部纤维可能有助于外展。
- 纤维进入髂胫束可使膝关节伸展。
- 如果股骨固定，臀大肌收缩会将髂骨和骨盆向后拉到髋关节周围（将躯干从屈曲位抬起来）。
- 下固定时，GM与腘绳肌将躯干从屈曲位抬起（挺直）。
- 平衡骨盆（保持直立姿势）。
- 站立时股骨侧向旋转（抬高足纵弓）。
- 登上箱子，攀爬，奔跑。

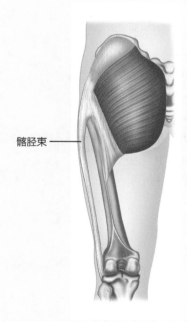

髂胫束

图6.7 臀大肌（GM）

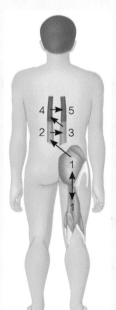

肌肉激活顺序：
1. 腘绳肌和臀大肌
2. 对侧腰伸肌
3. 同侧腰伸肌
4. 对侧胸腰伸肌
5. 同侧胸腰伸肌

图6.8 髋关节伸展启动模式

臀大肌

GM是一个强有力的伸肌，在步态周期中与腘绳肌相互作用。该肌肉的无力直接影响身体后纵链和SIJ的功能/稳定（早期和中期），以及增加腘绳肌的过度激活（导致高张力和潜在损伤）。抑制该肌肉还会导致代偿（背阔肌激活/高张力），改变整个身体的功能（如肩部的位置）。

此外，GM与腰大肌之间存在着密切关系：抑制GM可能导致腰大肌过度激活或高张力（评估长度）。GM的高张力可能导致腰大肌的不活动/抑制。在临床推理中，在解答为什么SIJ难以达到/维持最佳功能方面，这些知识非常重要。

触诊

1. 运动员俯卧。
2. 治疗师沿着运动员骶骨的外侧边缘进行触诊，直到到达尾骨。
3. 从髂后上棘（PSIS）沿髂嵴后表面触诊约2英寸。
4. 触诊臀肌粗隆。
5. 触诊这些点之间的所有组织，检查紧张带和高张力组织。
6. 为了确定位置，运动员应伸展髋关节。

长度评估

1. 运动员仰卧，髋关节和膝关节屈曲。
2. 骨盆处于中立位。
3. 将运动员的大腿向骨盆方向屈曲，但不引起骨盆后倾（骶骨贴在治疗床上）。
   - 如果骶骨离开治疗床，停止运动并记录范围。
   - 如果出现上述情况表示GM短缩。
4. 治疗后再评估。

当所有肌肉按预定的最佳顺序运动时，就能达到理想的伸展模式（图6.8）。

- 首先激活GM或腘绳肌。
- 对侧腰椎段竖脊肌，然后是同侧腰椎段竖脊肌。
- 对侧胸腰段竖脊肌，然后是同侧胸腰段竖脊肌。

如果发现某组肌群过度激活或激活不足，腰椎过度伸展（前凸过度），则骨盆位置可能会受到影响。

力量评估

1. 运动员站立，躯干屈曲。
2. 运动员屈膝并伸髋。
3. 治疗师稳定运动员骨盆，防止其腰椎过度伸展。
4. 运动员在抵抗阻力（膝关节近端）的同时伸展髋关节。
5. 评分等级如下。
   - 5/5——强烈收缩（正常）。
   - 4/5——较强收缩（良好）。
   - 3/5——弱收缩（一般）。
   - 2/5——轻微收缩（较差）。
   - 1/5——颤动（差）。
   - 0/5——未检测到收缩。
6. 无力可能是由抑制、触发点、疼痛、肌肉长度问题引起的。
7. 治疗后再评估。

臀中肌和臀小肌（图6.9）

臀中肌附着点

- 在臀肌腱膜和覆盖髂骨的组织外表面（髂嵴和大转子之间）出现。
- 覆盖坚韧的筋膜，与臀大肌共用后部。
- 与臀大肌重叠。
- 后部纤维向下、向前延伸。
- 中间纤维向下直行。
- 前部纤维向下、向后延伸。
- 纤维汇合成扁平的肌腱，汇入大转子周围其他结构的骨膜和筋膜组织。
- 肌腱向下和向前穿过，通过滑囊与大转子分离。

臀中肌神经支配

- 臀上神经（神经根L4、L5和S1）。
- 皮肤覆盖（L1和L2）。

作用

- 骨盆固定牵引大转子向上和股骨干向外（外展），辅助股骨内旋。
- 下部附着点固定，将髂骨拉向同侧（骨盆向下倾斜），从而使对侧向上倾斜。

- 股骨固定，对侧骨盆向前旋转。
- 在行走、跑步和单腿负重方面起重要作用。
- 对侧腿离地时，支撑并稍抬起负重的骨盆，使下肢置于前部，以便进行下一步。
- 如果这些机械结构出现功能障碍/抑制，则骨盆会下降（特伦德伦伯格征），从而导致行走和跑步变得异常困难。

臀小肌附着点

- 在髂骨臀面的附着点最大。
- 臀前线前方和臀下线上方。
- 纤维向下、向后、略向外侧穿过，形成肌腱。
- 肌腱汇入大转子前上表面的周围组织。

臀小肌神经支配

- 臀上神经（神经根L4、L5和S1）。
- 皮肤覆盖（L1）。

作用

- 上部固定，前部纤维内旋股骨。
- 下部固定，抬高对侧骨盆（类似臀中肌）。
- 向前拉动髂骨，使对侧骨盆向前摆动。
- 在行走和跑步时（对侧腿离地时）支持和控制骨盆运动。

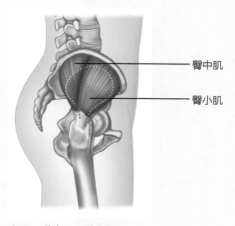

臀中肌

臀小肌

图6.9　臀中肌和臀小肌

触诊

1. 运动员侧卧。
2. 确定髂前上棘（ASIS）和PSIS的位置。
3. 组织位于髂嵴下方和这些骨性标志物之间。
4. 触诊髂嵴下至大转子之间的组织（往下深入定位小转子）。
5. 为了确定位置，运动员应外展髋关节。

长度评估

1. 运动员侧卧，下侧的髋关节和膝关节屈曲。
2. 上侧的髋关节和膝关节伸展。
   - 上侧下肢是否靠在治疗床上？
   - 若上侧下肢未靠在治疗床上，提示运动员收缩臀中肌和臀小肌或阔筋膜张肌。
3. 治疗后再评估。

力量评估

1. 运动员侧卧，下侧的髋关节和膝关节屈曲。
2. 上侧的髋关节和膝关节伸直且应放在治疗床上。
3. 运动员外展髋关节。
   - 不允许屈曲或侧旋。
4. 稳定运动员的骨盆，并在膝关节附近施加阻力。
5. 评分等级如下。
   - 5/5——强烈收缩（正常）。
   - 4/5——较强收缩（良好）。
   - 3/5——弱收缩（一般）。
   - 2/5——轻微收缩（较差）。
   - 1/5——颤动（差）。
   - 0/5——未检测到收缩。
6. 无力可能是由抑制、触发点、疼痛或肌肉长度问题引起的。
7. 治疗后再评估。

软组织治疗：运动员俯卧

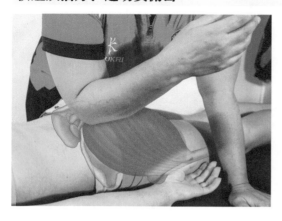

1. 在VAS评分等级为6/10的情况下，治疗师用肘部，慢慢地放松运动员PSIS侧面的组织。
2. 保持压力，直到VAS评分等级降低到2/10左右。
3. 运动员倾斜同侧髂骨尾端（向下朝向脚）。
4. 沿着纤维的方向（向下、向前），每隔1英寸左右重复这个过程，直到治疗师靠近运动员的大转子。
5. 回到起始位置下方约1英寸处，沿着同侧骶骨外侧缘重复这个过程。
6. 可在这里用缺血性压迫或干针法对触发点进行治疗。

软组织治疗：运动员仰卧

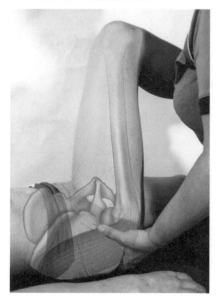

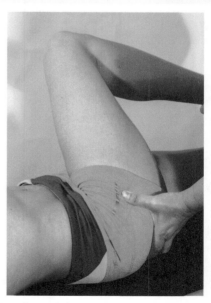

1. 治疗师站在运动员的一侧。
2. 运动员治疗侧的髋关节和膝关节屈曲，臀部及腿部被动抬起，使脚远离治疗床。

3. 当治疗侧髋关节被动内收（缓慢地）时，治疗师用拇指与运动员大转子周围的组织轻柔地接触。

软组织治疗：运动员侧卧1

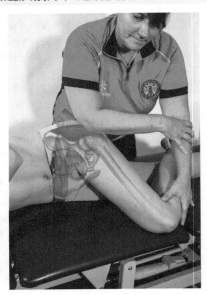

1. 治疗侧在上方。
2. 治疗师站在运动员身后。
3. 运动员上侧腿的髋关节和膝关节屈曲90度，膝关节放在前面的治疗床上。
4. 治疗师与运动员的皮肤相接触（如果可以；如果不能，轻薄的衣服也是可以接受的，尤其是在赛场上），治疗师用肘部接触运动员大转子周围的组织。
5. 从大转子上方开始，沿逆时针方向移动，慢慢地到大转子周围的组织。
6. 当治疗区域有所改善后，移到下一个位置并重复上述操作，直到大转子周围的组织完成治疗。

软组织治疗：运动员侧卧2

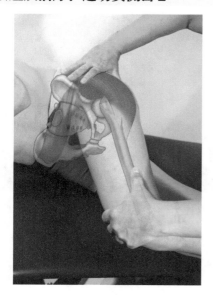

1. 治疗师面向运动员站立。
2. 运动员上侧腿的髋关节和膝关节屈曲90度，脚放在治疗师的髋关节上。
3. 治疗师用手指夹住肌腹，使运动员被动地向前屈曲髋关节。
   - 通过手来促进运动（保持压力），有利于最初疼痛部位的运动。
   - 通过固定组织抵抗运动，在组织主动或被动就位时保持该位置。

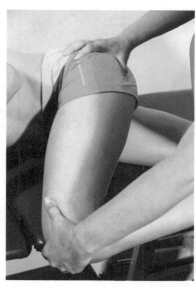

4. 治疗师用柔软的拇指在大转子后方远端1~1.5英寸处，围绕远端附着点（臀肌粗隆）移动。

5. 治疗师辅助运动员进一步屈曲髋关节，然后缓慢地向下推膝关节外侧来增加内收力。

软组织治疗：运动员侧卧3

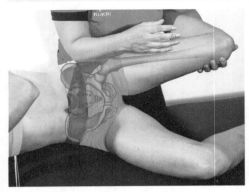

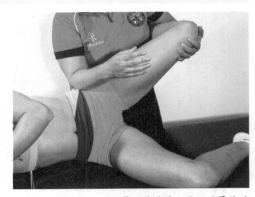

1. 运动员的膝关节和髋关节都要屈曲。
2. 治疗师用肘部接触运动员臀中肌和臀小肌，用另一只手握住运动员的膝关节。

3. 治疗师用手握住运动员的膝关节，使运动员被动外展髋关节上部，治疗师的肘部慢慢深入组织内。
4. 保持这种接触和深度。

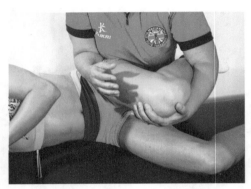

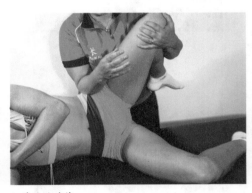

5. 慢慢地将髋关节内收和屈曲（这可能会很疼——关注此时的VAS评分等级）。

6. 外旋髋关节。

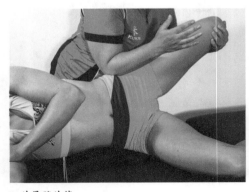

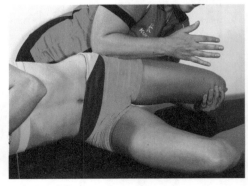

7. 外展髋关节。

8. 内收髋关节。

软组织治疗：运动员侧卧4

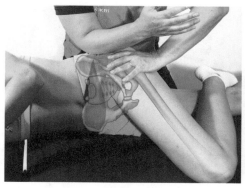

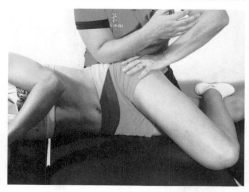

1. 运动员上侧腿的膝关节屈曲，脚放在下侧腿上。
2. 治疗师用肘部接触运动员的臀中肌和臀小肌。

3. 运动员外展髋关节，将膝关节略微抬离治疗床。

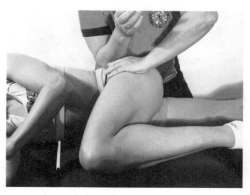

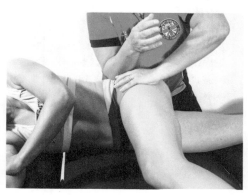

4. 运动员的髋关节向胸部屈曲。

5. 运动员以这个姿势伸展膝关节。

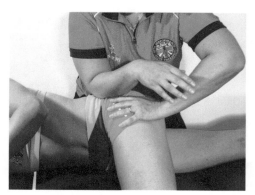

6. 运动员在上一姿势的基础上将外展的腿内收至治疗床边缘。

软组织治疗：运动员站姿

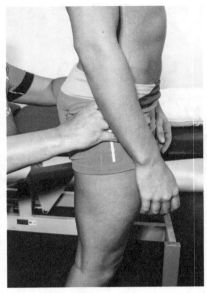 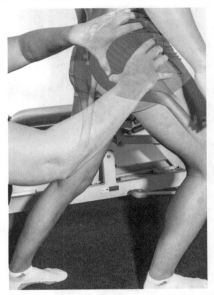

1. 治疗师用拇指接触并按压运动员的臀大肌肌腹的
不同位置。

2. 在保持和治疗师接触的同时，运动员缓慢向前
弓步。

臀肌的干针疗法

基于技术的侵入性和严格的解剖学考虑，干针疗法只能由有执业资格的物理治疗师来操作。

臀大肌

臀大肌的触发点如图6.10所示。

1. 运动员俯卧/侧卧。
2. 注意转移模式，这是否代表运动员的疼痛？
3. 触诊组织有无紧张带。
4. 使针垂直穿过皮肤并刺入紧张带。
5. 避免刺入坐骨神经（必须了解解剖结构）。

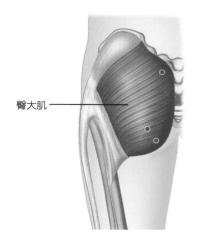

臀中肌或臀小肌

臀中肌、臀小肌的触发点和转移模式分别如图6.11、图6.12所示。

1. 运动员俯卧/仰卧/侧卧。
2. 注意转移模式，这是否代表运动员的疼痛？
3. 触诊组织有无紧张带。
4. 使针垂直穿过皮肤，沿着髂嵴的弧度刺入紧张带（常使用骨/骨膜叩诊方法）。
5. 避免刺入坐骨神经和臀上血管。

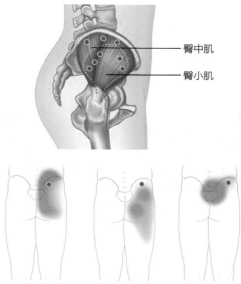

臀中肌

臀小肌

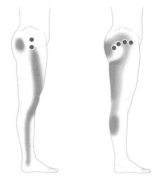

图6.11　臀中肌的触发点和转移模式

臀大肌

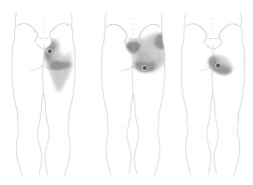

图6.10　臀大肌的触发点（SIJ常见的转移模式）

图6.12　臀小肌的触发点和转移模式

肌肉能量技术：运动员仰卧 1

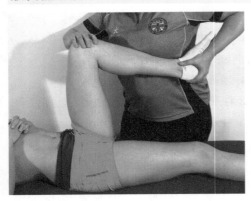

1. 运动员的髋关节和膝关节屈曲，并保持在首次发现阻力点（起点）或骶骨抬离治疗床的位置。
2. 运动员用大约 20% 的整体力量主动伸展髋关节对抗阻力，持续 10~12 秒。

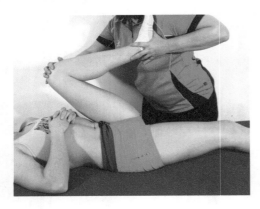

3. 治疗师利用 PIR 周期（大约 20 秒），使运动员的髋关节进一步屈曲，同时用另一只手保持运动员对侧髋关节的位置。
4. 重复这些步骤，直到没有进一步的效果。

肌肉能量技术：运动员仰卧 2

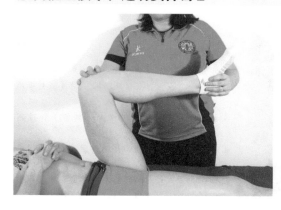

1. 运动员的髋关节和膝关节屈曲。

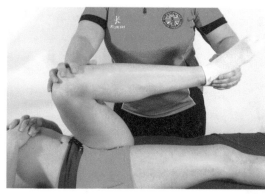

2. 将髋关节内收至首次发现阻力的位置（起点）。
3. 运动员用大约20%的整体力量主动外展和外旋髋关节对抗阻力，持续10~12秒。

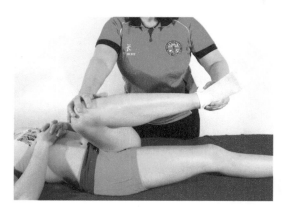

4. 治疗师利用PIR周期（约20秒），使运动员的髋关节进一步内收，同时用另一只手保持运动员对侧骨盆的位置。
5. 重复这些步骤，直到没有进一步的效果。

肌肉能量技术：运动员仰卧 3

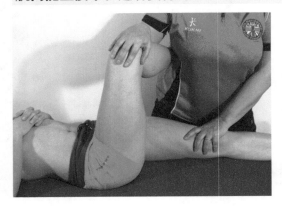

1. 运动员髋关节屈曲并外旋，膝关节屈曲。
2. 治疗师站在运动员一侧，将运动员髋关节外旋的脚放在自己的臀上。
3. 接触运动员同侧的膝关节（外侧）和对侧膝关节。
4. 将髋关节进一步屈曲并外旋至首次发现阻力的位置（起点）。
5. 运动员用大约20%的整体力量主动伸展和内旋髋关节对抗阻力，持续10~12秒。

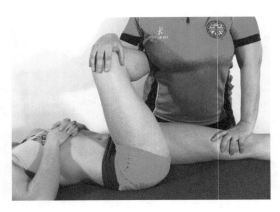

6. 治疗师利用PIR周期（约20秒），使运动员的髋关节进一步屈曲和外旋，同时用另一只手保持运动员对侧髋关节的位置。
7. 重复这些步骤，直到没有进一步的效果。

骨盆后韧带

图6.13所示为骨盆后韧带。

骶髂后韧带

- 位于SIJ的后上方，并且比前面的韧带更厚、更坚韧。
- 位于骨间韧带和骶髂关节表面。
- 由大量穿过骶骨和髂骨间的纤维束组成。
- 较长的扇形纤维向斜下方并向内走行。
- 上部（骶髂后短韧带）在骶骨的第1、第2横突与髂结节之间水平穿过。
  - 阻止骶骨向前移动。
- 骶髂后长韧带在最浅表，近乎垂直地从PSIS延伸到骶骨的第3和第4横突。
  - 阻止骶骨相对于髂骨向下运动。

髂腰韧带

- 从L5（有时是L4）的横突周围的组织向下和向外侧延伸至髂嵴后内唇周围的组织。
- 实际上，这是TLF前、中层增厚的下缘。

骶结节韧带

- STL是呈扁平状的三角形韧带。
- 它的附着点分别是髂后上棘和髂后下棘之间的髂骨后缘上方、同侧骶骨后外侧耳状面的远端及尾骨上外侧。
- 纤维向斜下方并向外走行，汇聚于坐骨结节。
- 在这里，纤维缠绕在一起，然后再次分散并附着在坐骨支的下缘。
- 最浅表的纤维伸入坐骨结节，并与股二头肌的纤维融合。
- 韧带的后表面与GM相连。
- STL通过防止骶骨前倾来稳定骶骨。

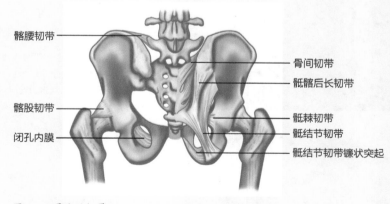

图6.13 骨盆后韧带

髂腰韧带和骶髂韧带的触诊

1. 运动员俯卧，治疗师定位运动员的PSIS、L4和L5。
2. 在PSIS和L4/L5的横突之间滑动手指。
3. 慢慢触及腰部筋膜组织。
4. 治疗师可能会发现紧张、略微偏斜的韧带。

骶结节韧带的触诊

1. 运动员俯卧，治疗师定位运动员的坐骨结节和骶骨外侧缘。
2. 治疗师的手指从坐骨结节滑到骶骨边缘。
3. 在这两点之间，治疗师应该能触诊到宽而结实的韧带。

软组织治疗：运动员俯卧

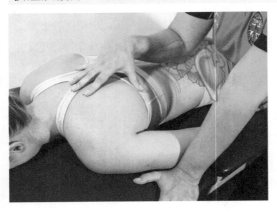

1. 治疗师触诊下腰椎和髂嵴周围区域，检查高张力/组织张力/组织阻力。
2. 治疗师将肘尖置于运动员髂骨边缘和L4横突之间的区域（VAS评分等级为6/10）。
3. 慢慢地松解组织，等到部分张力降低（VAS评分等级为2/10）后，治疗师的前臂应平行于运动员的棘突，手朝向头侧（朝向头部）。
4. 保持这个深度，一旦组织缓解，就沿着骶嵴外缘缓慢地向尾骨和坐骨结节间的区域移动。
   - 可能会有轻微疼痛（提前告知运动员）。
5. 在另一侧重复上述操作。

软组织治疗：运动员侧卧（髂腰韧带和骶髂韧带）

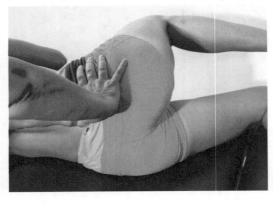

1. 治疗师将拇指放在运动员髂骨缘和L4横突之间的区域（VAS评分等级为6/10）。
2. 慢慢地松解组织，直到张力降低（VAS评分等级为2/10）。

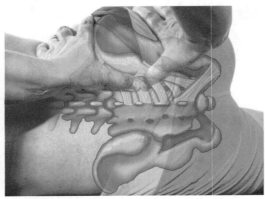

3. 指导运动员缓慢屈曲同侧髋关节。
4. 轻轻移动拇指（解决这些韧带的筋膜问题）。
   - 向初始区域上方移动拇指。
     - 指导运动员屈曲同侧髋关节。
   - 向初始区域下方移动拇指。
     - 指导运动员屈曲同侧髋关节。

软组织治疗：运动员侧卧（骶结节韧带）

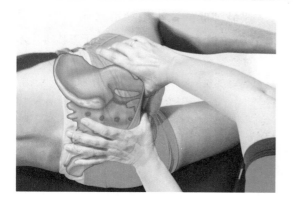

1. 运动员屈曲小腿保持平衡，伸展大腿。
2. 治疗师将拇指放在运动员骶骨内侧缘和坐骨结节之间的区域（VAS评分等级为6/10）。
3. 慢慢地松解组织，直到张力下降（VAS评分等级为2/10）。
4. 运动员屈曲髋关节，治疗师抓住其膝关节使其进一步屈曲。
5. 重复上述步骤，直到骶骨内侧缘和坐骨结节之间的所有组织都得到了治疗（向远端）。

软组织治疗：运动员站姿（骶结节韧带）

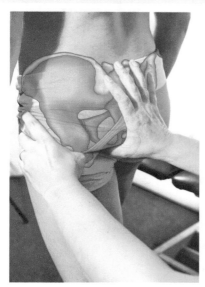 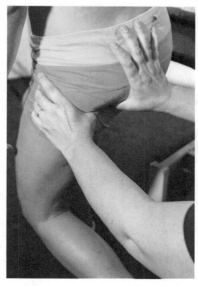

1. 运动员以小跨步站立。
2. 要治疗的是后侧腿。
3. 治疗师将双手拇指置于运动员骶骨边缘和坐骨结节之间的组织上。
4. 保持压力和方向：
   - 治疗师的双手拇指随着组织的移动而移动，以促进运动；
   - 保持"固定"来阻止运动，以便于组织的拉伸。

5. 运动员做一个"迷你"深蹲（微微下蹲）。
6. 重复这些步骤，直到所有的组织都得到治疗。

骨盆后韧带的干针疗法

　　基于技术的侵入性和严格的解剖学考虑，干针疗法只能由有执业资格的物理治疗师操作。

1. 运动员俯卧。
2. 确定韧带位置（详见第97页的触诊）。
3. 使针垂直或成一定角度进入，避免穿孔。
4. 注意不要刺到臀中皮神经（骶髂韧带）。
5. 注意不要刺到臀上皮神经（髂腰韧带）。
6. 针朝着侧下方刺入。

器械辅助的软组织动员术

　　在这个区域的筋膜结构中上下移动，会对骶髂后关节囊和其上覆的相关筋膜结构（TLF的浅层、外侧中缝、臀中肌和臀大肌）产生影响。臀神经的解剖如图6.14所示。

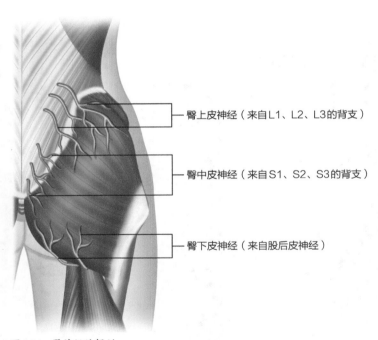

臀上皮神经（来自L1、L2、L3的背支）

臀中皮神经（来自S1、S2、S3的背支）

臀下皮神经（来自股后皮神经）

图6.14　臀神经的解剖

器械辅助的软组织动员术：运动员侧卧

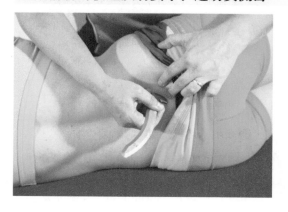

1. 扫查SIJ的周围区域，寻找限制点。
2. 使用平边接触皮肤。

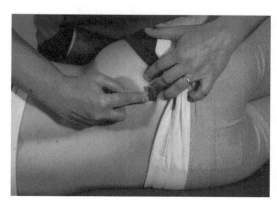

3. 利用"喙"的部分保持接触。
4. 运动员屈髋，回到起始位置。
5. 如果有必要，治疗师可以帮助运动员完成这个动作。

器械辅助的软组织动员术：运动员四点跪地

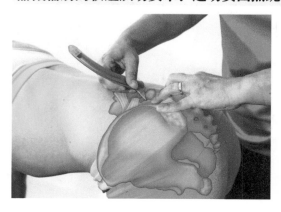

1. 使用小范围的刮划手法从不同的方向慢慢扫过覆盖在韧带上的表面组织（用平边）。之后用"喙"挑开韧带。
2. 运动员同时将骨盆向前、后倾斜。
3. 重复大面积扫查，避免造成瘀伤。

股二头肌

大腿后部肌肉如图6.15所示。

附着点

- 位于大腿后外侧。
- 由距离很远的两个头形成。
- 长头附着在坐骨结节的内侧下关节面上，半腱肌嵌入骶结节韧带。
- 这两条肌腱下行一段距离，然后分离成2块单独的肌肉。
- 股二头肌的长头形成纺锤形肌肉，向下、向外穿过大腿后侧的坐骨神经上方。
- 在大腿的下三分之一处，长头变窄，并在深处与股二头肌短头相连。
- 短头的上附着点位于粗线外侧唇的下半部，几乎延伸至臀大肌附着部，随后向下走行至股骨髁上外侧线的上半部。
- 短头的一些纤维逐渐与长头的狭窄肌腱融合，长头的狭窄肌腱位于其表面。
- 肌腱穿过膝关节后外侧向腓骨方向走行。
- 在附着在腓骨头周围的骨膜之前，股二头肌腱被腓骨（外侧）副韧带分成两部分。
- 肌腱的一些纤维与韧带相连，一些纤维附着在胫骨外侧髁周围的骨膜上，还有一些附着在外侧肌间隔的后侧（位于外侧肌间隔的正前方）。
- 滑囊将肌腱与外侧副韧带分开。

神经支配

- 长头由坐骨神经的胫神经分支支配。
- 短头由腓总神经（腓骨，L5、S1~S2的神经根）支配。
- 覆盖肌肉的皮肤（神经根S2）。

作用

- 辅助半腱肌和半膜肌伸展髋关节，特别

是在躯干外展并上升至直立姿势时。

- 腘绳肌离心运动，控制躯干向前屈曲。
- 协同半腱肌和半膜肌屈曲膝关节。
- 膝关节呈半屈曲位，胫骨向外侧旋转。
- 如果足部固定，则将股骨和骨盆向胫骨内侧旋转。

腘绳肌的功能活动

- 膝关节屈曲及其稳定作用是一项非常重要的功能。
- 将躯干保持在屈曲的位置（起跑位），然后从屈曲的位置抬起躯干需要很大的力量，这种动作方式可能是腘绳肌易受伤的原因（短跑开始的10~20米）。
- 站立，特别是上半身在垂直方向移动时，对骨盆的微妙平衡也起着重要作用。
- 与前上方的腹肌和后下方的臀大肌共同工作时，可以改变骨盆的倾斜度，从而影响腰椎前凸。
- 在行走过程中，当自由摆动的腿伸直时，有减速胫骨向前运动的作用（防止膝关节突然伸直）。

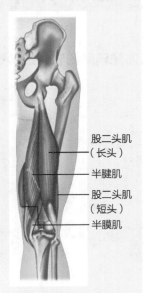

股二头肌（长头）

半腱肌

股二头肌（短头）

半膜肌

图6.15 大腿后部肌肉

触诊

1. 运动员仰卧。
2. 从坐骨周围的共同附着的近端到腓骨头周围附着的远端开始触诊。
3. 运动员抵抗膝关节的屈曲。

长度评估1

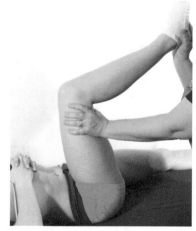

1. 运动员仰卧，双臂交叉放置在胸前。
2. 与治疗师同侧的髋关节被动屈曲至90度，而对侧腿完全伸展，放在治疗床上。
3. 被治疗师握住的脚完全放松。

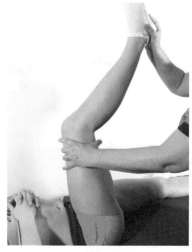 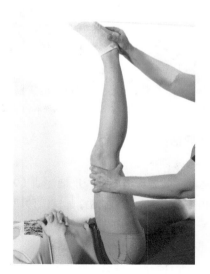

4. 运动员被动伸膝，并保持髋关节屈曲90度。
5. 注意股骨和胫骨之间的角度。

长度评估2

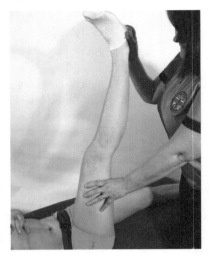

1. 运动员仰卧，同时注意防止骨盆过度后倾（可能会给人灵活性很好的错觉）。
2. 治疗师屈曲运动员治疗侧的髋关节（伸直膝关节），同时防止对侧腿的运动。
   ■ 注意运动范围。
3. 值得注意的是，臀大肌无力会导致腘绳肌成为髋关节主要的伸肌，继而导致肌肉不平衡和错误的运动模式。

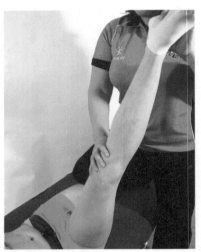 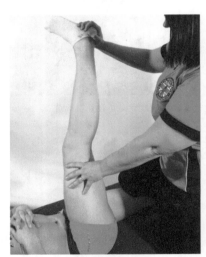

4. 髋关节外展、外旋，以检查内侧腘绳肌的长度，然后髋关节内旋、内收，以检查股二头肌的长度。

力量评估

1. 运动员仰卧。
2. 运动员的膝关节不同程度地屈曲（90度、45度、10度），并在治疗师试图伸展其膝关节时保持这个姿势。
   ■ 不允许任何代偿方式。
   ■ 不允许髋部、胸部或肩部抬起或旋转。
   ■ 不允许使用手臂辅助。

3. 评分等级如下。
   ■ 5/5——强烈收缩（正常）。
   ■ 4/5——较强收缩（良好）。
   ■ 3/5——弱收缩（一般）。
   ■ 2/5——轻微收缩（较差）。
   ■ 1/5——颤动（差）。
   ■ 0/5——未检测到收缩。

软组织治疗：运动员仰卧

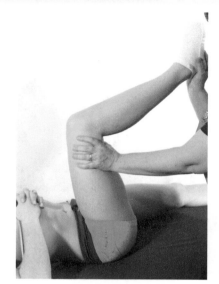 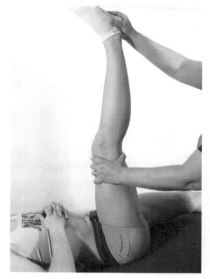

1. 运动员髋关节和膝关节屈曲90度。
2. 治疗师用拇指的边缘，慢慢进入运动员股二头肌腹部的组织。VAS评分等级为6/10。
3. 治疗师保持这种压力，直到VAS评分等级降低到约为2/10。

4. 运动员被动伸展膝关节，向坐骨方向移动，并重复这个过程。
5. 重复步骤2和步骤3，这次要求运动员主动伸直膝关节，像以前一样固定组织，直到VAS评分等级降低到大约为2/10。
6. 要求运动员进一步内旋和外旋髋关节。

肌肉能量技术：腘绳肌1——运动员仰卧

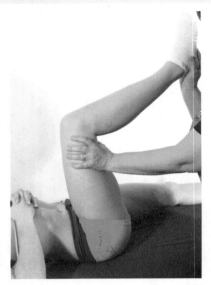

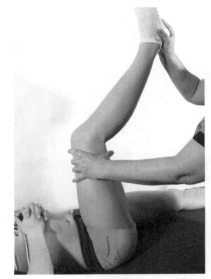

1. 评估直腿抬高（SLR）的幅度（质量和数量）。
2. 运动员仰卧，双腿伸展。
3. 治疗侧采取拉赛格测试位（髋关节和膝关节屈曲）。
4. 运动员被动屈曲髋关节90度，同时同侧小腿被治疗师用一只手固定在其首次发现阻力的位置。

5. 治疗师用另一只手在运动员膝关节近端固定股骨。
6. 运动员用大约20%的整体力量主动屈曲膝关节对抗阻力，持续10~12秒。

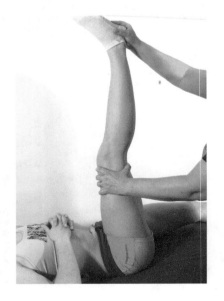

7. 利用PIR周期（约20秒），使同侧膝关节进一步伸展。
8. 重复这些步骤，直到没有进一步的效果。

肌肉能量技术：腘绳肌2——运动员仰卧

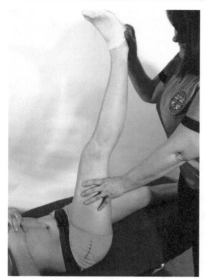 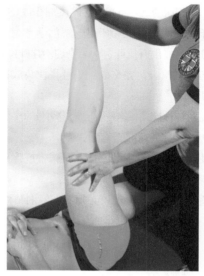

1. 评估直腿抬高（SLR）的幅度（质量和数量）（建议运动员将手臂放在背后，防止骶部运动影响运动范围）。
2. 运动员仰卧，双腿伸展。
3. 运动员被动屈曲髋关节至治疗师感觉到有阻力的位置（腘绳肌）。
   - 髋关节屈曲、外展和外旋（内侧腘绳肌）。
   - 髋关节屈曲、内收和内旋（股二头肌）。

4. 治疗师将一只手放在运动员同侧膝关节外侧下方，以起稳定作用。
5. 治疗师用另一只手握住同侧腿，或将其放在肩上。
6. 运动员用大约20%的整体力量主动伸展髋关节对抗阻力，持续10~12秒。
7. 利用PIR周期（大约20秒），使同侧髋关节进一步屈曲。
8. 重复这些步骤，直到没有进一步的效果。

腘绳肌的干针疗法

腘绳肌的触发点和转移模式如图6.16所示。基于技术的侵入性和严格的解剖学考虑，干针疗法只能由有执业资格的物理治疗师操作。

1. 运动员俯卧，完全放松（可将枕头放在小腿下）。
2. 注意转移模式，这是否代表运动员的疼痛？
3. 触诊股二头肌是否有紧张带。
4. 使针垂直穿过皮肤，插入紧张带或疼痛的部位。
5. 避免刺入坐骨神经（必须了解解剖结构）。

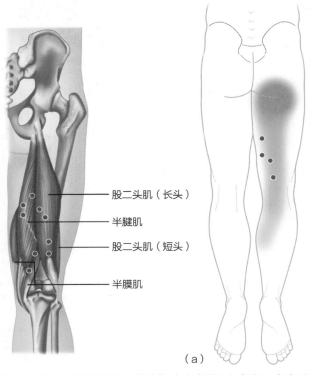
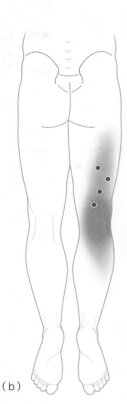

股二头肌（长头）

半腱肌

股二头肌（短头）

半膜肌

（a）

（b）

图6.16　腘绳肌的触发点和转移模式：（a）半膜肌和半腱肌；（b）股二头肌

使用运动胶布治疗后斜链（图6.17）

目的

- 抵抗髋部和躯干的屈曲运动，以减少对GM和脊柱直立的负荷需求，并由股二头肌的过度活动来代偿，或通过在外部提供一些力量和分散负荷来减少不适应的、僵硬的"夹板固定"策略。
- 保持腰椎前凸的曲度，维持骶骨点头运动，从而更有效地维持形闭合、力性闭合和负荷转移。
- 协助后斜链的GM、TLF和对侧背阔肌的运动。
- 从脊柱屈曲姿势开始恢复伸展。

器材

- 3英寸的运动胶布，运动胶布的黏合剂喷雾。

姿势

- 俯卧，肘部撑于垫面，伴随着骶骨点头运动，肩胛骨回缩和下降。
- 如果患者采用卧姿时难以躺下或起身，可在站姿状态下使用该技术。

拉力线

- 从肩胛骨开始。
- 胶布下斜穿过下腰椎和对侧SIJ。
- 继续沿大腿中线向下使用胶布，以辅助髋部伸展。
- 在另一侧重复。
- 胶布在下腰部交叉，因此可以维持腰椎前凸的曲度。

再评估

- 腰椎屈曲和恢复伸展位，特别是如果患者之前存在腰椎骨盆节律逆转，表明在正常运动模式下转移负荷的能力较差。

注意

- 贴第二层运动胶布之前，需在第一层运动胶布的背面轻喷黏合剂。

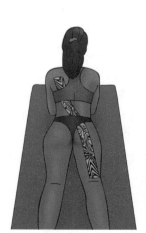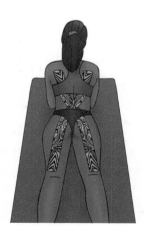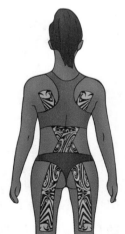

图6.17 在实际操作时，胶布必须贴到皮肤上。建议运动员穿运动内衣，这会更加方便，因为胶布可以穿过运动内衣贴在皮肤上

使用运动胶布治疗骨盆闭合（图6.18）

目的

- 提供外部骨盆压力，增强力性闭合，从而改善GM和股二头肌的激活顺序。

器材

- 2或3英寸的运动胶布，取决于患者的体型和力量的要求。
- 可能需要一个双层弹力带，以产生足够的力。

姿势

- 一般情况下，适用于站姿时腰椎过度前凸以产生骶骨点头运动的患者。

拉力线

- 胶布应贴在靠近大转子的位置，在髂骨翼上，并继续沿圆周方向贴（贴在皮肤上以增强黏性）以产生压缩效果。

再评估

- 再评估时，采取主动直腿抬高或其他能表现出患者的负荷转移能力差的功能性任务（如单腿站立、爬楼梯）。

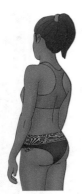

图6.18　使用运动胶布治疗骨盆闭合

使用运动胶布减少后方韧带的负荷

目的

- 提供后方的压力，减少后方韧带的负荷。研

究已证实，SIJ功能不佳时，后方韧带负荷增加。

- 防止骶骨反点头运动，维持腰椎前凸，实现有效的形闭合和力性闭合，防止腰椎屈曲，强化腰部多裂肌/竖脊肌的功能。
- 协助髋关节控制屈曲和内旋动作（特别是负重侧），以帮助无力、迟缓、过度活跃的GM和股二头肌的过度负荷的代偿活动。
- 可提供一个坚实的背板，同时相关肌肉可通过收缩和膨大在这一背板上产生压力，从而增强稳定性。

器材

- 2英寸和3英寸的运动胶布。

姿势

- 患者俯卧、仰卧或用肘部支撑伴随骶骨点头运动。

拉力线

- 骨盆带应从ASIS开始，穿过对侧髋关节轴后面的骶髂关节（帮助伸展和抵抗屈曲），并止于对侧大转子前方和下方。
- 使用胶布时，手动提起并收紧软组织，增加肌肉收缩时胶布上的张力。
- 腰骶带应该从PSIS远端开始，并向上、向内延伸至L3/4处终止张力。注意，锚点可以延伸到这些点的上方和下方。
- 若怀疑存在不对称情况，可采用同侧或单侧贴胶布，防止骶骨反点头运动，并鼓励患者伸展该侧下腰椎，但这种贴法通常是双侧使用。

再评估

- 在再评估时，采取主动直腿抬高或其他能表现出患者的负荷转移能力差的功能任务（如单腿站立、爬楼梯）。

前斜链

腹内斜肌（图6.19）

附着点

- 深入外斜面。
- 纤维起源于腹股沟韧带、髂嵴和TLF外侧三分之二处。
- 后部纤维几乎垂直穿过，进入下4肋下缘的周围组织。
- 前部纤维和下部纤维向上、向内侧移行为腱膜（直肌鞘），而后汇合并参与形成腹白线。
- 来自腹股沟韧带的纤维向内、向下走行，与腹横肌下部融合，形成联合腱。
- 联合腱进入耻骨嵴和耻骨周围的组织。

神经支配

- 下6根胸神经（T7~T12）。
- 第一腰椎神经（L1）。

作用

- 屈曲躯干（腹外斜肌、腹内斜肌和腹直肌两侧向心收缩）。
- 如果肋骨固定，则抬高骨盆前侧，改变骨盆倾斜度（减少腰椎前凸）。
- 旋转和侧向屈曲躯干。

腹外斜肌（图6.20）

附着点

- 位于腹壁前外侧。
- 纤维从肋骨向下、向内并向中间延伸。
- 上部附着点于下8根肋及其肋软骨外缘，在上方与前锯肌交错，在下方与背阔肌交错。
- 纤维向下、向内侧延伸，来自下2根肋骨的纤维几乎垂直穿过，附着在髂骨前2/3的外唇上，在第12肋和髂嵴之间留下裸露的肌肉后缘。
- 其余纤维形成一个大的腱膜，其下部比上部宽。
- 每个腱膜都要穿过腹直肌（腹直肌鞘），朝向中线与腹白线对侧融合（纤维状突起从剑突顶端向耻骨联合走行）。
- 腱膜的下方游离缘在耻骨结节和腱膜之间延伸，形成腹股沟韧带。

神经支配

- 经T7~T12神经前支支配。
- 皮肤由相同神经根支配。

作用

- 屈曲躯干（腹外斜肌、腹内斜肌和腹直肌两侧向心收缩）。
- 如果肋骨固定，则抬高骨盆前侧，改变骨盆倾斜度（减少腰椎前凸）。
- 旋转和侧向屈曲躯干。

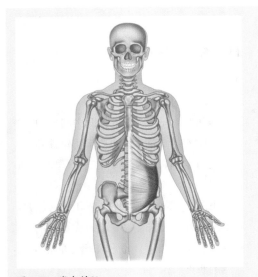

图 6.19　腹内斜肌

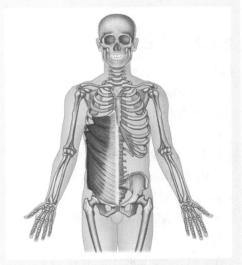

图 6.20　腹外斜肌

力量评估

1. 运动员仰卧，髋关节和膝关节伸展。

2. 治疗师稳定运动员的骨盆和下肢。

3. 运动员呈对角线仰卧起坐姿势（双臂放在两侧）。

4. 治疗师在运动员肩部和对侧髋关节施加阻力。

5. 评分等级如下。

- 5/5——强烈收缩（正常）。

- 4/5——较强收缩（良好）。

- 3/5——弱收缩（一般）。

- 2/5——轻微收缩（较差）。

- 1/5——颤动（差）。

- 0/5——未检测到收缩。

6. 换另一侧重复上述动作，并将两侧的结果进行比较。

7. 治疗后再评估。

软组织治疗：运动员侧卧

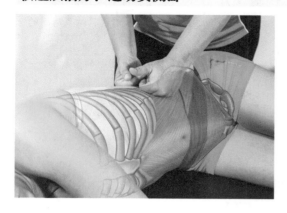

1. 运动员侧卧，髋关节和膝关节微微屈曲以保持平衡。
2. 治疗师将双手的指关节放入运动员髂骨上方的组织中（也可以通过前臂的尺侧缘来完成）。

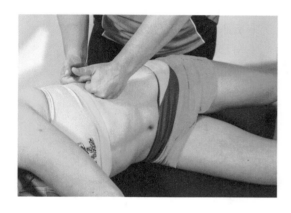

3. 慢慢地将组织向近端引导，将组织向上提并越过肋骨。

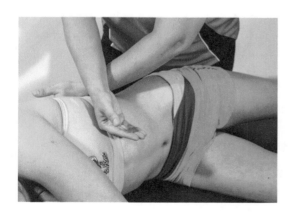

4. 当越过肋骨时，双手交叉，将柔软的指关节放在运动员的皮肤上，在运动员的组织可以承受的情况下，让双手在肋骨上前后移动，慢慢打开组织。

大收肌

位置和附着点

- 大收肌（图6.21）是最大的、最后部的内收肌。

- 长收肌和短收肌位于其前面。大收肌与短收肌、长收肌的关系如图6.22所示。

- 半膜肌和半腱肌位于其后方。

- 由内收肌纤维和伸展肌纤维组成。

- 上部纤维起源于坐骨耻骨下支。

- 纤维向下延伸至坐骨结节的下外侧表面。

- 坐骨肌纤维呈扇形展开，形成一个大三角形薄片。

  - 前部纤维朝向外侧，略微向后嵌入粗隆上部的周围组织，然后继续延伸至大转子。

  - 纤维可能与股方肌融合。

- 后部纤维与粗隆和内侧髁上嵴结合。

- 纤维向下延伸并汇入内收肌结节周围的组织。

- 一些纤维与膝关节内侧副韧带融合。

神经支配

- 收肌段：闭孔神经后支（神经根L3，L3）。

- 腘绳肌段：坐骨神经的胫神经分支（神经根L4）。

- 覆盖大腿内侧的皮肤（L3）。

作用

- 内收髋关节。

- 后部纤维有助于髋关节伸展。

- 与长收肌一起内旋髋关节。

- 防止步态支撑阶段的侧向失衡。

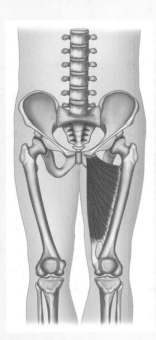

图6.21　大收肌

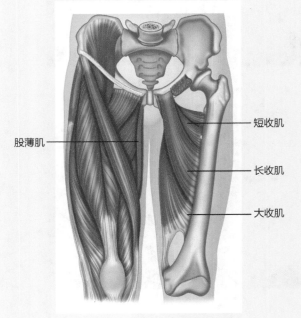

股薄肌
短收肌
长收肌
大收肌

图6.22　大收肌与短收肌、长收肌的关系

触诊

1. 这块肌肉位于深部，所以很难摸到。

2. 运动员侧卧在治疗床上，上侧腿的髋关节和膝关节屈曲。

3. 下侧腿伸直。

4. 治疗师定位运动员下侧腿的坐骨结节。

5. 运动员内收髋关节，治疗师会感觉到运动员有力的长收肌/股薄肌。

6. 触诊该肌腱后方，缓慢地将手指嵌入，直至其到达股骨内髁正上方的组织。

7. 运动员内收髋关节以使治疗师确认位置。

长度评估

1. 运动员仰卧，髋关节和膝关节屈曲。

2. 髋关节外旋，双侧脚底相对。

3. 骨盆后倾。

4. 双膝缓慢地向治疗床降低。

5. 运动员能否通过前倾骨盆保持这个姿势？
   - 提示运动员收缩内收肌，腹肌不发力。
   - 注意臀中肌和髋关节外旋肌可能相互抑制，导致肌肉失衡和运动模式改变。

6. 臀部及大腿上部（也可能是膝盖，取决于膝关节的灵活性）应放在治疗床上。

7. 治疗后再评估。

力量评估

1. 运动员侧卧，双腿伸直。

2. 运动员将上侧髋关节外展大约20度，并保持在这个位置。

3. 当施加阻力时，运动员将下侧髋关节内收。
   - 不允许髋关节内旋或外旋。
   - 不允许同侧骨盆抬高。
   - 不允许对侧躯干侧屈。

4. 稳定运动员的骨盆，并在膝关节附近施加阻力。

5. 在运动员肩部和对侧髋关节施加阻力。

6. 评分等级如下。
   - 5/5——强烈收缩（正常）。
   - 4/5——较强收缩（良好）。
   - 3/5——弱收缩（一般）。
   - 2/5——轻微收缩（较差）。
   - 1/5——颤动（差）。
   - 0/5——未检测到收缩。

7. 无力可能是由抑制、触发点、疼痛、肌肉长度问题引起的。

8. 治疗后再评估。

　　关于耻骨肌的治疗，请参阅146~148页。

软组织治疗：运动员仰卧 1

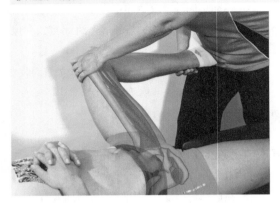

1. 治疗师站在运动员的治疗侧。
2. 运动员屈曲髋关节和膝关节。
3. 如有必要，可在运动员的两腿之间放一条毛巾。
4. 治疗师将运动员的脚放在自己的大腿或髋部前侧，并握住同侧膝关节。

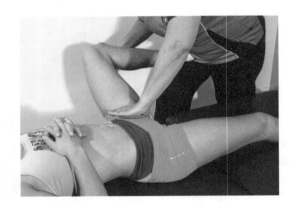

5. 治疗师的手深入耻骨支远端的组织，沿着组织向远端继续移动。

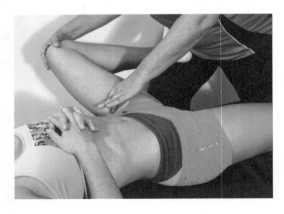

6. 当达到所需深度时，治疗师通过弓步使运动员被动屈髋和外旋同侧髋关节。
7. 治疗师用手来促进运动（保持压力），有利于最初疼痛部位的运动。
8. 通过固定组织来抵抗运动，在组织主动或被动就位时保持该位置。

软组织治疗：运动员仰卧2

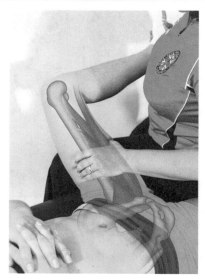

1. 运动员被动外展、外旋髋关节，膝关节屈曲。

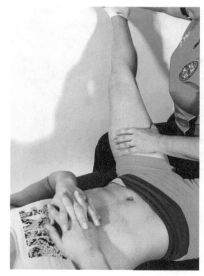

2. 治疗师用一只手接触运动员的大收肌的肌腹，然后用另一只手握住运动员的脚以伸展其膝关节。

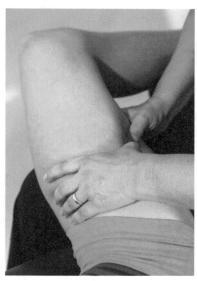

3. 治疗师坐或靠在治疗床上，将运动员外展、外旋后的髋关节放在自己的大腿上，然后双手接触运动员的大收肌的肌腹。

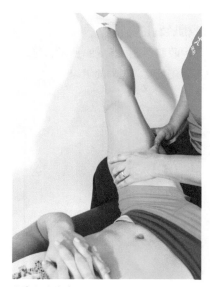

4. 运动员主动伸膝。

软组织治疗：运动员侧卧 1

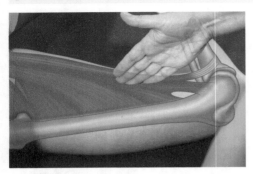 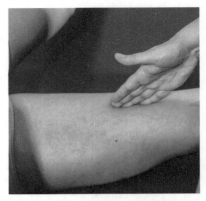

1. 运动员下侧髋关节、膝关节屈曲，上侧髋关节中立，上侧膝关节伸展。
2. 治疗师将除拇指外的其余4指放在运动员下侧腿（治疗侧）的内收肌结节上方，小指与大腿约成45度角。
3. 慢慢深入组织中（时刻关注运动员是否产生了疼痛及其程度）。

4. 治疗师在近端（头部方向）施加张力，当运动员的组织有反应时，治疗师的手指可以毫不费力地在组织层之间滑动，专注于感觉受限的区域。
5. 小心操作，复习神经血管解剖（内收肌裂孔）相关知识。
6. 运动员缓慢地屈曲和伸展膝关节。
7. 必要时重复操作。

内收肌裂孔

内收肌裂孔如图6.23所示，建议不要压迫这些脆弱的组织。

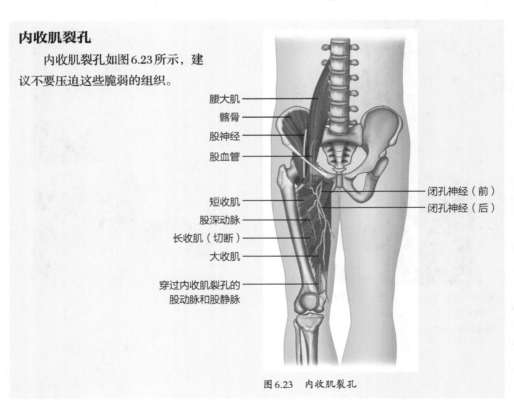

腰大肌
髂骨
股神经
股血管

短收肌
股深动脉
长收肌（切断）
大收肌

穿过内收肌裂孔的
股动脉和股静脉

闭孔神经（前）
闭孔神经（后）

图6.23　内收肌裂孔

软组织治疗：运动员侧卧 2

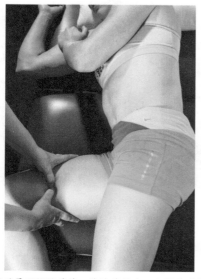 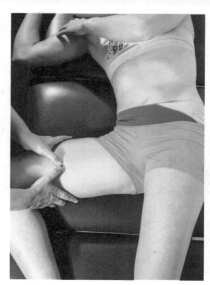

1. 运动员下侧髋关节、膝关节屈曲，上侧髋关节中立，上侧膝关节伸展。
2. 运动员的髋关节与治疗床垂直。
3. 治疗师用拇指在内收肌结节上方深入组织（记住要避开内收肌裂孔），并保持一定深度（时刻关注运动员是否产生了疼痛及其程度）。
4. 运动员上侧骨盆向后旋，注意控制不适感（千万不要超过中度不适感）。

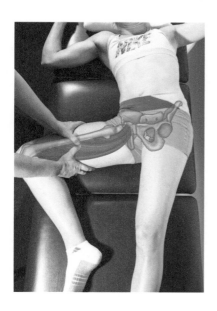

5. 随着不适感消退，运动员进一步外旋髋关节。
   - 运动员将对侧脚放在治疗床上，便于骨盆旋转。
6. 运动员能完成进一步外旋吗？
   - 若能，运动员进一步外展对侧手臂。
   - 若不能，则表明在组织上施加了过大的压力，运动将在此处停止。
7. 回到起始位置，重复上述动作，向内收肌的远端进行操作。

软组织治疗：运动员俯卧 1

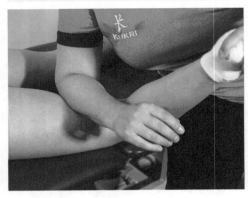 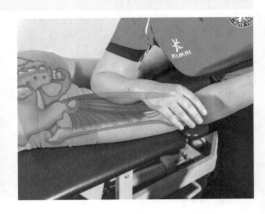

1. 运动员俯卧。
2. 治疗师站在运动员的治疗侧。
3. 运动员的膝关节被动屈曲，髋关节内旋。
4. 治疗师用前臂的尺侧缘，接触运动员大收肌的肌腹，慢慢地向头侧方向滑动（运动员的组织可以承受的情况下）。

软组织治疗：运动员俯卧2

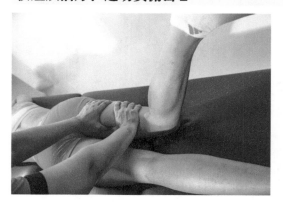

1. 治疗师站在运动员治疗侧对面。
2. 运动员治疗侧的膝关节屈曲。
3. 治疗师用拇指嵌入运动员耻骨和坐骨结节之间的大收肌组织（不可避免地会与内侧腘绳肌接触）（VAS评分等级为6/10）。

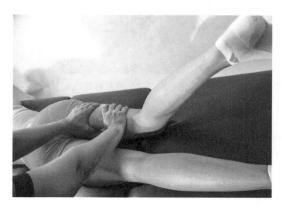

4. 一旦运动员感到舒适，腿会慢慢下降（主动）。
5. 如果运动员感到不适感加重，就会保持这个姿势，直到不适感消退，然后腿继续伸展（VAS评分等级为2/10）。

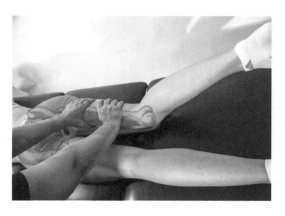

6. 治疗师用手促进运动（保持压力），有利于最初疼痛部位的运动。
7. 通过固定组织来抵抗运动，当组织主动或被动就位时保持该位置。
8. 继续这个动作，直到整块肌肉都得到治疗。

软组织治疗：运动员站姿

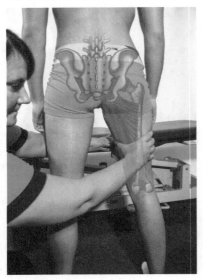

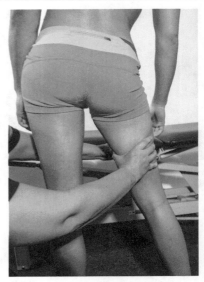

1. 运动员站立，双脚间距应刚好超过双侧髋关节的宽度。
2. 治疗师跪在运动员腿后的地板上。
3. 治疗师用柔软的拇指或手指接触运动员治疗侧耻骨下方的内收肌。

4. 运动员放松同侧髋关节（保持腿部伸展）。

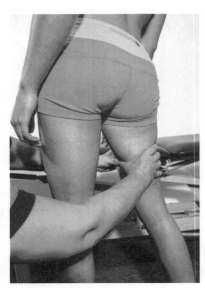

5. 运动员将躯干旋转到对侧（髋关节外旋）。
6. 继续向远端进行操作。

大收肌的干针疗法

大收肌、长收肌和短收肌的触发点和转移模式分别如图6.24和图6.25所示。基于技术的侵入性和严格的解剖学考虑，干针疗法只能由有执业资格的物理治疗师来操作。

1. 注意转移模式，这是否代表运动员的疼痛？
2. 运动员仰卧，髋关节和膝关节屈曲，髋关节外旋。
   - 避开坐骨神经、股神经、股动脉、股静脉和收肌管。
3. 长收肌和短收肌：
   - 转移模式常见于膝关节问题；
   - 抓握住肌肉；
   - 对于长收肌，使针从前至后（A/P）插入紧张带/触发点；
   - 对于短收肌，使针从前至后插入长收肌和耻骨肌之间。
4. 大收肌：
   - 转移模式常见于大腿前侧/内侧问题；
   - 使针垂直插入紧张带。
5. 股薄肌：
   - 使针垂直插入紧张带。

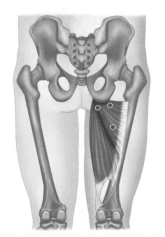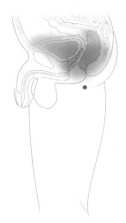

图6.24　大收肌的触发点和转移模式

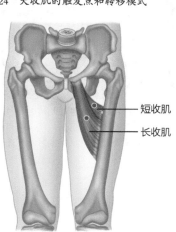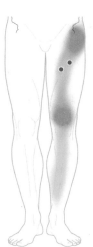

图6.25　长收肌和短收肌的触发点和转移模式

短收肌

长收肌

器械辅助的软组织动员术：运动员站立

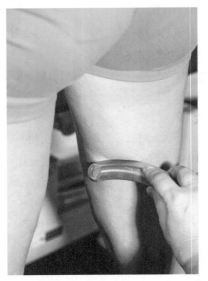 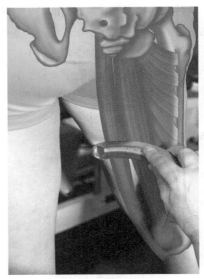

1. 运动员站立，双脚间距应刚好超过髋关节的宽度。
2. 治疗师跪在运动员腿后的地板上。
3. 治疗师使用上下和斜向的大范围扫查动作（使用长曲线）。

4. 运动员放松同侧髋关节（保持腿部伸展）。
5. 运动员将躯干旋转到对侧（髋关节外旋）。
6. 重复大面积扫查，避免造成瘀伤。

肌肉能量技术：运动员仰卧

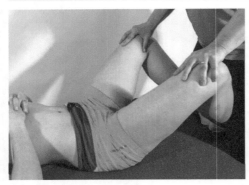 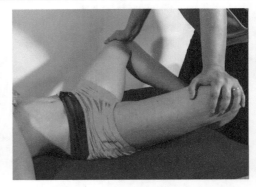

1. 运动员仰卧，髋关节和膝关节屈曲并外旋，双侧脚底相对。
2. 重力有利于运动员保持这个初始姿势，治疗师打开运动员的双膝（手接触内侧膝盖）使髋关节外展/外旋，直到感受到阻力（起点）。
3. 运动员用大约20%的整体力量主动内收髋关节对抗阻力，持续10~12秒。

4. 利用PIR周期（大约20秒），使两侧髋关节进一步外展/外旋。
5. 重复这些步骤，直到没有进一步效果。

影响SIJ功能的其他结构

腰方肌（图6.26）

附着点

- 汇入髂腰韧带周围组织及邻近髂嵴后表面的组织。
- 纤维向上、向内侧延伸至L1~L5横突外侧前表面和第12肋内侧下缘周围的组织。
- 被包裹在TLF的前层和中层内。

神经支配

- 肋下神经前支和上3、4腰神经（神经根T12，L1~L4）。

作用

- 向同侧侧倾躯干。
- 单腿站立，防止对侧骨盆下降。
- 深吸气时稳定第12肋（固定膈肌）。

- 双侧运动有助于腰椎伸展及提供侧向稳定性。

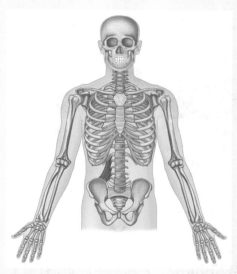

图6.26 腰方肌（QL）

触诊

1. 运动员俯卧。
2. 治疗师定位运动员的第12肋、腰椎横突和髂嵴后部。
3. QL的组织位于这些点之间。
4. 治疗师观察这些组织，用手缓慢且稳定地通过腰筋膜向椎骨方向深入触诊。
5. 运动员可上提骨盆（向斜上方）以开始收缩腰方肌，使治疗师确认位置。

软组织治疗：运动员俯卧1

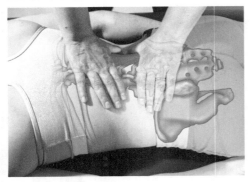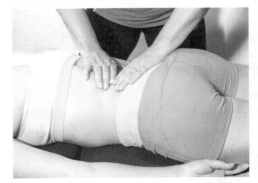

1. 治疗师使用拇指指腹，慢慢松解运动员的第12肋
   远端和QL外侧的组织。
2. 朝椎骨内侧深入移动（再次使用VAS）。

3. 一旦运动员适应了这个深度，就可以慢慢下拉（向
   下倾斜）。
   - 治疗师用拇指接触并顺着组织向下移动来促进
     运动（保持压力），有利于最初疼痛部位的运动。
   - 通过固定组织来抵抗运动，当组织主动就位时
     保持该位置。
4. 重复这个步骤，从第12肋小心移动到髂骨边缘。

软组织治疗：运动员俯卧2（有助手时）

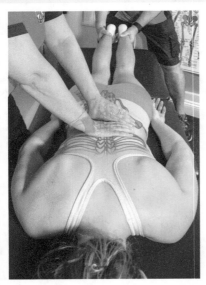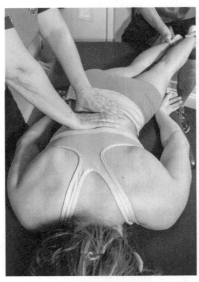

1. 按照上面的指示（步骤1～步骤3）实施操作。

2. 助手握住运动员双腿（脚踝上方），慢慢使运动员
   同侧腿内收，对侧腿外展（同时移动双腿）。

软组织治疗：运动员侧卧 1

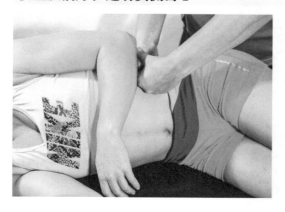

1. 建议在运动员的膝盖之间放一个垫子或抱枕。
2. 运动员上侧肘关节屈曲，手臂内收。
3. 治疗师用柔软的指关节或前臂接触运动员髂骨缘的外侧组织。
4. 慢慢松解组织（时刻关注运动员是否产生了疼痛及其程度），并（非常缓慢地）扫向肋骨。

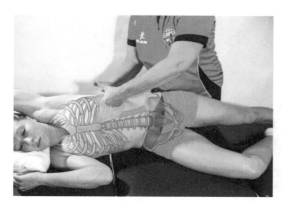

5. 刚开始运动员进行同侧肩关节外展、膝关节伸展时，会使肋骨上的筋膜收紧，但在缓慢地进行几次操作后，肩关节外展的幅度会明显增大。

软组织治疗：运动员侧卧2

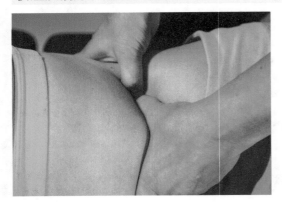

1. 运动员的髋关节和膝关节屈曲，手臂放松。
2. 治疗师面朝运动员的头部，将拇指指腹深入外侧组织（一手托住腹部组织，一手托住腰部组织）。
3. 保持压力。

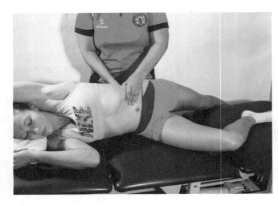

4. 运动员主动伸展髋关节并慢慢地屈曲肩关节。

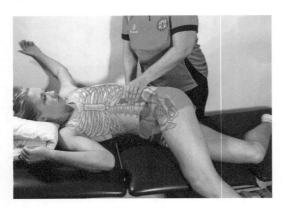

5. 运动员屈曲和内收髋关节，肩关节水平外展。

软组织治疗：运动员站姿

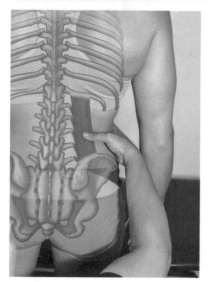

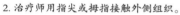

1. 运动员保持中立位站姿。
2. 治疗师用指尖或拇指接触外侧组织。

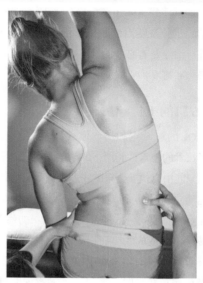

3. 运动员开始向上伸手（治疗侧），当各组织朝同一个方向伸展时，开始侧屈。

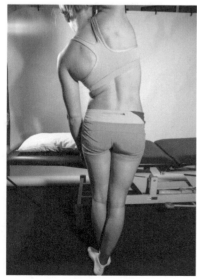

4. 运动员内收同侧髋关节，将该侧腿与另一侧腿交叉。

QL与髂肌的筋膜关系

根据筋膜关系（图6.27），按照本章后面所示的步骤说明对髂肌进行治疗。对这一区域进行治疗是有必要的，这有助于缓解QL的高张力状态。

腰方肌的干针疗法

QL的触发点和转移模式如图6.28所示。基于技术的侵入性和严格的解剖学考虑，干针疗法只能由有执业资格的物理治疗师来操作。

1. 运动员俯卧/仰卧/侧卧。

2. 注意转移模式，这是否代表运动员的疼痛？

3. 转移模式造成的疼痛一般位置深且剧烈。

4. 一般指腹股沟和SIJ（内侧触发点）。

5. 当运动员侧卧时，按照上述触诊说明进行定位。

6. 使用长针（如果在L4以上，需要穿过背阔肌）。

7. 针直接朝向横突。

8. 避免针刺入肾脏、膈肌和胸膜（针在L2以下）。

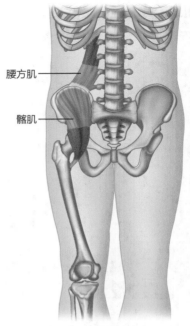

腰方肌

髂肌

图 6.27　QL与髂肌的筋膜关系

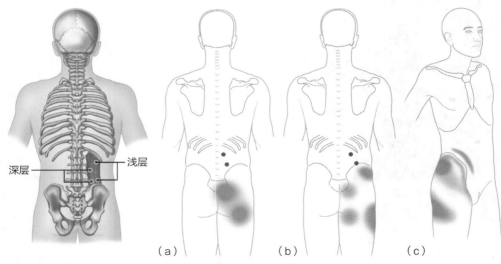

深层　　浅层

（a）　　　　　　（b）　　　　　　（c）

图 6.28　QL的触发点和转移模式：（a）深层；（b）浅层；（c）浅层

肌肉能量技术：运动员侧卧

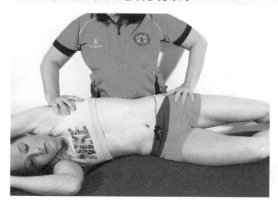

1. 下侧腿（非治疗侧）的髋关节和膝关节屈曲。
2. 上侧腿内收于治疗床边缘。
3. 运动员的上侧手臂抓住治疗床的顶部。
4. 治疗师用一只手稳定运动员的胸部，用另一只手置于运动员膝关节上方的髋关节。
5. 运动员用大约20%的整体力量主动外展髋关节对抗阻力，持续10~12秒。
6. 利用PIR周期（大约20秒），使同侧髋关节进一步内收。
7. 重复这些步骤，直到没有进一步效果。

肌肉能量技术：替代方法

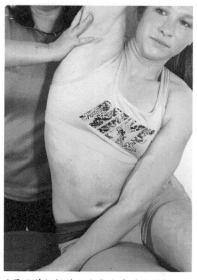

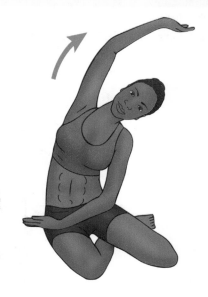

1. 运动员呈普拉提美人鱼式坐姿（见图）。
2. 重复上面的步骤，抵抗胸部的侧屈。

腰大肌（图6.29）

附着点和位置

- 内部实质是腰丛。
- 在其上端，膈肌和内侧弓状韧带位于前方。
- 其右侧为下腔静脉和回肠所覆盖。
- 上部纤维嵌入T12~L5椎体的相邻边缘和中间的椎间盘，以及每个横突的前部和中部。
- 腹股沟韧带下方的纤维向前、向下穿过骨盆（与髂骨的纤维连接）。
- 纤维的走向在这一位置变得更加垂直。然后，纤维继续向后、向下侧向穿过。
- 通过滑囊分隔耻骨和髋关节囊。
- 其纤维进入股骨小转子后方周围的组织。

神经支配

- L1~L3（有时L4）前支。
- 小面积皮肤（腹股沟区）L1。

作用

- 是髋关节的主要屈肌。
- 附着于腰椎，能屈曲腰椎。
- 从卧姿转为坐姿时，双侧腰大肌收缩使躯干向上抬。
  - 腹肌在屈曲方面也很重要。
  - 功能正常时，可防止腰椎在躯干开始上抬前，被拉向前。
  - 先将头部向上抬起，防止发生这种不必要的/潜在损害性的运动。
- 阐明为什么仰卧时，抬高四肢会导致背痛。

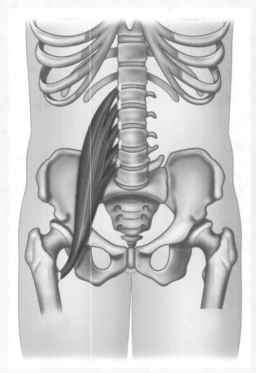

图6.29　腰大肌

腰肌的抑制

GM和腰肌之间的关系（一个可能会抑制另一个）为评估腰肌是否存在功能抑制提供了重要信息。测试时，运动员可以采用仰卧，髋关节屈曲（膝关节伸展）并稍稍侧向旋转的姿势（图6.30所示为运动员采用的常见手代偿姿势，测试时要确保运动员的手放在身体两侧）。治疗师一只手稳定运动员的对侧骨盆，另一只手将同侧腿推向治疗床（运动员尽力保持初始姿势）。如果腿很容易被推到治疗床上，或者颈部、脚、躯干、肩部或手臂有代偿动作，则表示抑制。

1. 运动员应能在保持此姿势的情况下，对抗阻力。

2. 如果运动员做不到，这并不一定意味着无力（在大多数情况下，运动员不会无力），而是很有可能存在功能抑制。

3. 运动员应在训练前以仰卧的姿势进行膈式呼吸（图6.34），直到毫不费力地完成坐立和站立（图6.33）。

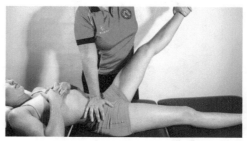

图6.30 激活过程

膈肌

膈肌有多个起源（图6.31）：从第7~12肋的内表面、L1~L3椎体的内表面、前纵韧带、剑突后表面和弓状韧带，与主动脉、腰大肌和QL相连，止于中心腱。

弓状韧带内侧是腰大肌表面筋膜的延续，上行至膈肌。左膈脚和右膈脚形成了膈肌在脊椎上的附着点。它们附着在上3腰椎的椎体及腰椎的前外侧部分。膈肌脚及其筋膜与腰大肌重叠，并向腰大肌延续，直到其向前并与前纵韧带融合（Gibbons，2001）。随着腰大肌下降，其内侧筋膜在下方变厚，并与骨盆筋膜相连，同时与联合肌腱、腹横肌和腹内斜肌相连。膈肌与腰大肌之间的密切关系如图6.32所示。

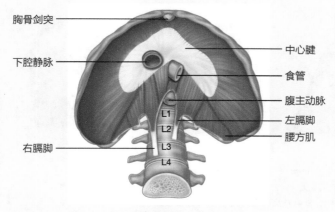

图6.31 膈肌的多个起源

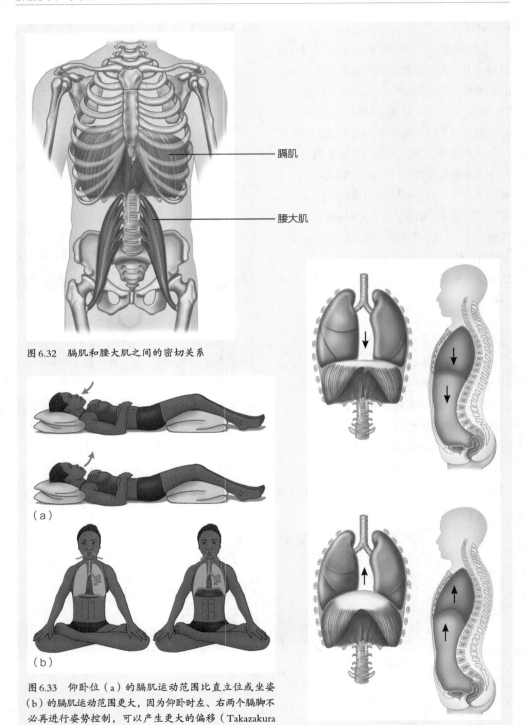

膈肌

腰大肌

图 6.32　膈肌和腰大肌之间的密切关系

（a）

（b）

图 6.33　仰卧位（a）的膈肌运动范围比直立位或坐姿（b）的膈肌运动范围更大，因为仰卧时左、右两个膈脚不必再进行姿势控制，可以产生更大的偏移（Takazakura et al., 2004）

图 6.34　膈式呼吸

触诊

1. 运动员采用仰卧，屈髋屈膝的姿势。

2. 治疗师找到其肚脐和ASIS。

3. 治疗师用柔软的手指指腹，非常缓慢地将手指深入这两个点之间（略偏向脊柱内侧，图6.35），让腹部腱膜放松，将腹腔内的物质移到一边。

4. 注意，腰椎离腹主动脉很近，所以触诊必须缓慢，若在触诊时感知到脉搏，手指要避开。

5. 运动员深吸一口气，呼气时，手指进一步深入。

6. 运动员可屈髋以开始收缩腰大肌，使治疗师确认位置。

长度评估

改进版托马斯（Thomas）测试（图6.36）

1. 运动员坐在治疗床的末端。

2. 运动员屈曲一侧髋关节和膝关节，治疗师应辅助运动员躺回治疗床上。

3. 运动员完全放松并伸展腿。

   - 腰部伸展是不允许的。
   - 运动员的大腿能否放在治疗床上？
     - 若能，且大腿处于中立位，表明正常。
     - 若能，但大腿外旋，表明缝匠肌短。
     - 若能，但膝关节伸展，表明股直肌短。
     - 若能，但髋关节内旋/外展，表明阔筋膜张肌短。
     - 若能，但髋关节内收，表明耻骨肌或长收肌短。
     - 若不能，则意味着髂腰肌、长收肌、耻骨肌短。

4. 治疗后再评估。

力量评估

1. 运动员采用坐姿。

2. 运动员的髋关节和膝关节屈曲90度以上。

3. 治疗师辅助运动员稳定对侧骨盆。

4. 运动员屈髋对抗阻力（膝关节近端）。

5. 评分等级如下。

   - 5/5——强烈收缩（正常）。
   - 4/5——较强收缩（良好）。
   - 3/5——弱收缩（一般）。
   - 2/5——轻微收缩（较差）。
   - 1/5——颤动（差）。
   - 0/5——未检测到收缩。

6. 无力可能是由抑制、触发点、疼痛、肌肉长度问题引起的。

7. 治疗后再评估。

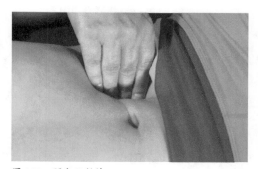

图 6.35　腰大肌触诊

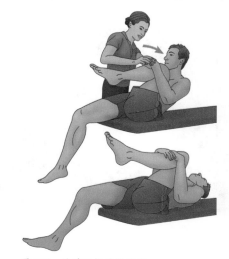

图 6.36　改进版托马斯测试

软组织治疗：运动员仰卧 1

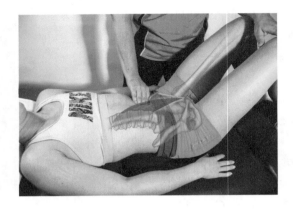

1. 运动员双腿呈屈髋屈膝姿势。
2. 治疗师按照前文所述，触诊运动员的腰大肌。

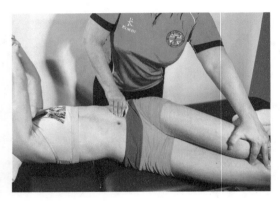

3. 当治疗师保持压力时，运动员将双臂上抬至垂直于地面。
4. 在治疗师保持压力的同时，运动员将膝盖缓慢向同侧滚动，同时对侧手臂水平外展、同侧手臂水平内收（同时移动双臂）。

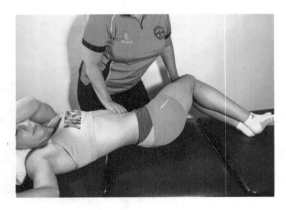

5. 换另一侧重复上述步骤。

软组织治疗：运动员仰卧 2

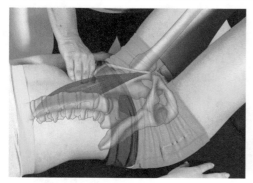

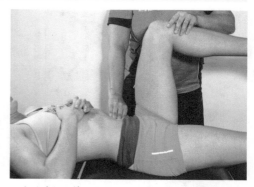

1. 运动员双腿呈屈髋屈膝姿势。
2. 治疗师按照前文所述，触诊运动员的腰大肌。
3. 在治疗师保持压力的同时，运动员慢慢地前后倾斜骨盆 2~3 次。

4. 当治疗师保持压力时，运动员屈曲同侧髋关节（膝关节屈曲）。
5. 运动员伸展膝关节。

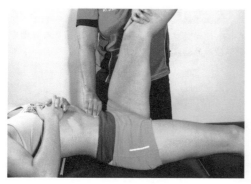

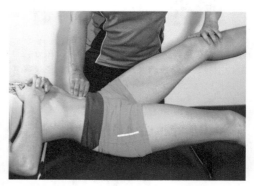

6. 运动员缓慢伸展髋关节，将腿向治疗床方向放下。

7. 随后运动员同侧骨盆向下倾斜。

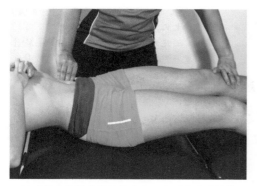

8. 治疗师用手指接触并沿着组织向下移动（保持压力）以促进运动，有利于最初疼痛部位的运动。

软组织治疗：运动员仰卧3（有助手时）

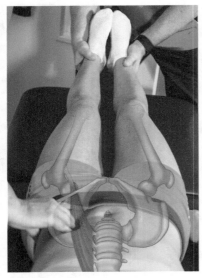

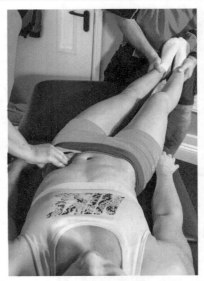

1. 按照触诊指示进行操作（第135页）。
2. 治疗师保持对运动员腰大肌上方组织的压力。
3. 助手握住运动员的双腿（脚踝上方），慢慢将其同侧腿内收，对侧腿外展。

4. 握住运动员双腿的助手通过增加运动员双侧膝关节屈曲的幅度，将其双腿置于治疗床以下。

软组织治疗：运动员侧卧

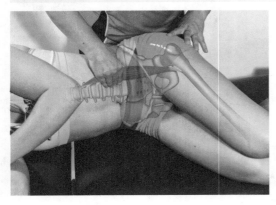

1. 对于腹部脂肪较多的人来说，这是一个很舒适的姿势，因为重力使脂肪和腹部（肠系膜）远离腰大肌。
2. 运动员的髋关节和膝关节屈曲。建议在膝盖之间放一个枕头或抱枕。
3. 治疗师像之前一样定位腰大肌，这次沿着髂肌下滑（匀速且小心）。
4. 在治疗师保持压力的同时，运动员慢慢地伸展并内旋同侧髋关节。

腰大肌的干针疗法

腰大肌的触发点和转移模式如图6.37所示。基于技术的侵入性和严格的解剖学考虑，干针疗法只能由有执业资格的物理治疗师来操作。

1. 注意转移模式，这是否代表运动员的疼痛？
2. 运动员仰卧。

3. 运动员的髋关节屈曲、外旋，并由枕头支撑。
4. 避开股三角内的股动脉（图6.38；检查脉搏）。
5. 在股动脉外侧约一指宽处的触发点进针，然后在外侧方穿刺进针。

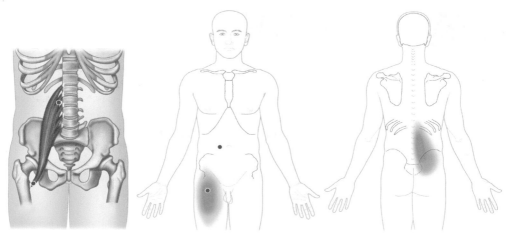

图6.37　腰大肌的触发点和转移模式

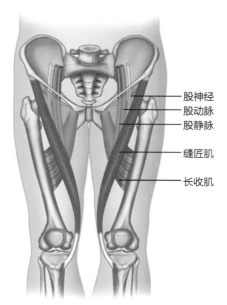

股神经
股动脉
股静脉

缝匠肌

长收肌

图6.38　股三角

肌肉能量技术（腰大肌和髂肌）：运动员仰卧

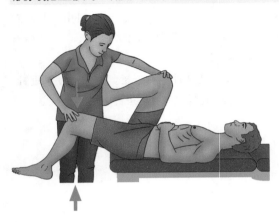

1. 运动员采用改进版托马斯测试姿势（图6.36）。
2. 评估髋关节是否存在高张力：
   - 腰大肌——股骨高于髋关节，不靠在治疗床上；
   - 阔筋膜张肌（TFL）/髂胫束（ITT）——髋关节外展；
   - 内收肌——髋关节内收；
   - 股四头肌——膝关节伸展；
   - 或上述的组合。
3. 对于治疗腰大肌高张力/缩短，改进版托马斯测试姿势是起始姿势。
4. 重力有助于确定组织的阻力从何处开始，也可以通过被动伸髋确定阻力，即运动员被动伸髋至治疗师感觉到阻力为止。
5. 运动员用大约20%的整体力量主动屈曲髋关节对抗阻力，持续10~12秒。
6. 利用PIR周期（大约20秒），使髋关节进一步伸展（另一只手保持骨盆的位置）。
7. 重复这些步骤，直到没有进一步的效果。

髂肌（图6.39）

附着点

- 髂窝周围组织的上后部三分之二。
- 一些纤维起自骶骨翼和骶髂前韧带。
- 纤维向下、向前并向内走行，与腰大肌外侧融合。

神经支配

- 股神经根（神经根L2和L3）。
- 皮肤覆盖（L1）。

动作

- 如果上附着点固定，则将大腿向前拉，如屈曲髋关节。
- 下附着点固定，向前拉动骨盆（倾斜）。
- 与腰大肌功能活动相同。

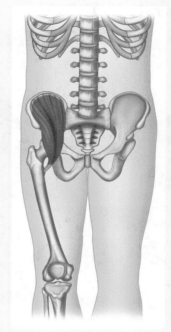

图6.39　髂肌

触诊

1. 运动员仰卧，屈髋屈膝。
2. 治疗师向外侧旋转运动员髋关节以进行触诊，并由自己的大腿作为支撑。
3. 找到髂嵴。
4. 运动员吸气，在呼气时，治疗师将弯曲的手指慢慢深入运动员的髂窝。
5. 运动员可屈曲髋关节以开始收缩髂肌，使治疗师确定位置。

软组织治疗：运动员仰卧 1

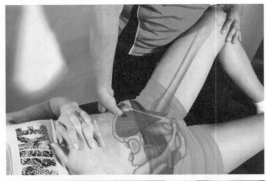

1. 治疗师按上述指示触诊组织。
2. 在治疗师保持压力的同时，运动员将同侧膝关节内收以抵抗阻力。

3. 利用 PIR 周期，推动膝关节内收。

4. 然后治疗师立即外旋并伸展运动员的髋关节，同时伸展运动员的膝关节（治疗师将手臂钩在运动员的膝关节下）。

5. 治疗师的按压手继续朝向远端或深入运动员的髂骨后组织，重复这个动作。

软组织治疗：运动员仰卧2

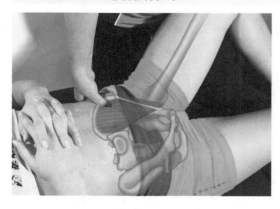

1. 运动员的姿势如图所示。
2. 在保持压力的同时，运动员慢慢地前后倾斜骨盆2~3次。
3. 在治疗师保持压力的同时，运动员进行幅度很小的臀桥运动。
   - 按压手（保持压力）顺着组织向下移动以促进运动，有利于最初疼痛部位的运动。
   - 通过固定组织来抵抗运动，当组织主动或被动就位时保持该位置。
4. 使骨盆恢复中立位。
5. 在治疗师保持压力的同时，运动员使骨盆向下倾斜。

软组织治疗：运动员侧卧

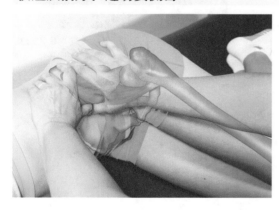

1. 运动员髋关节和膝关节屈曲固定。建议在膝关节之间放一个枕头／靠垫。
2. 治疗师像之前一样触诊髂骨周围组织。

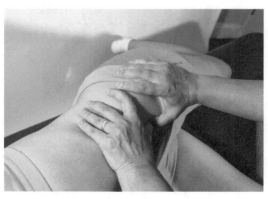

3. 或者，治疗师转身并面对运动员，并用两个拇指指腹（如前所述缓慢而轻柔地）触诊组织。
4. 在治疗师保持压力的同时，运动员缓慢伸展髋关节。

软组织治疗：运动员站立

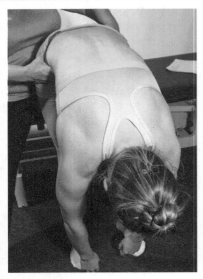

1. 运动员腰椎屈曲。
2. 治疗师像之前一样按住髂肌。

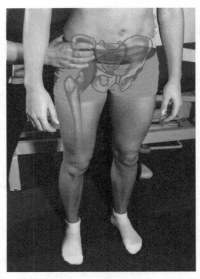

3. 在治疗师保持压力的同时，运动员慢慢恢复到直立姿势。

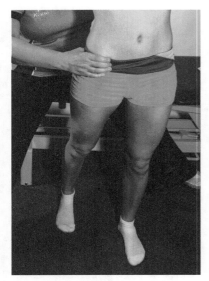

4. 然后运动员进一步伸展腰椎和胸部。
5. 随后运动员进行同侧髋关节伸展。
6. 这是一种难度较大的技术，不适合初学者。

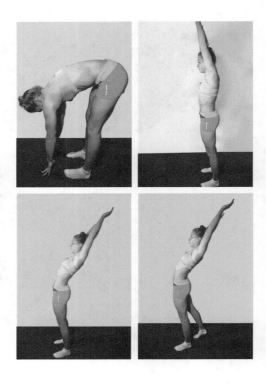

髂肌的干针疗法

髂肌的触发点及转移模式如图6.40所示。基于技术的侵入性和严格的解剖学考虑，干针疗法只能由有执业资格的物理治疗师来操作。

1. 注意转移模式，这是否代表运动员的疼痛？
2. 运动员仰卧。
3. 运动员髋关节屈曲并外旋，并拿枕头支撑。
4. 治疗师触诊邻近区域的软组织。
5. 将针头指向髂骨窝。
6. 注意不要刺入坐骨神经和股神经血管结构。

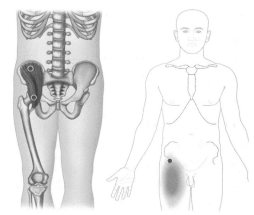

图6.40　髂肌的触发点及转移模式

耻骨肌（图6.41）

由于耻骨肌与腰大肌和骨盆位置的关系密切，因此，此处不包括内收肌。

附着点

- 上部纤维嵌入耻骨上支、髂耻隆起和耻骨结节。
- 纤维进入了覆盖耻骨肌的筋膜。
- 纤维向下、向后、横向分布于腰大肌和长收肌之间。
- 纤维分布在股骨小转子和股骨粗隆线周围的组织中。

神经支配

- 股神经（神经根L2和L3）。
- 偶尔由闭孔神经或副闭孔神经（神经根L3）支配。
- 皮肤覆盖（L1）。

动作

- 屈曲和内收髋关节。
- 向内和向前拉动大腿（不能确认旋转功能）。

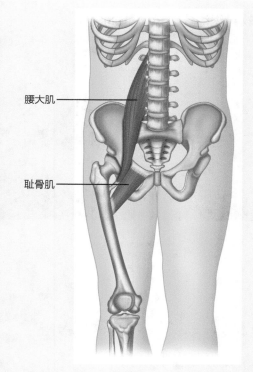

腰大肌

耻骨肌

图6.41　耻骨肌

触诊

1. 运动员仰卧。
2. 运动员的髋关节屈曲并外旋，放在治疗师的大腿上。
3. 要求运动员髋关节内收并抵抗阻力，来确定长收肌或股薄肌肌腱的位置。
4. 治疗师向外侧移动手指，远离肌腱，慢慢地深入运动员耻骨肌组织中。
5. 运动员可朝对侧肩部屈髋以开始收缩耻骨肌，使治疗师确定位置。主动内收髋关节也可以帮助确认位置。

软组织治疗：运动员仰卧 1

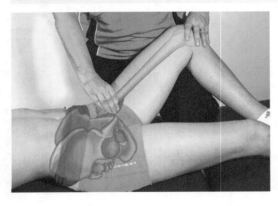

1. 运动员仰卧。
2. 治疗师触诊、定位运动员的耻骨肌组织。

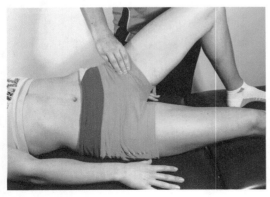

3. 当治疗师保持压力时，运动员将同侧脚放在治疗床上。然后，运动员用脚蹬治疗床，抬起同侧髋关节，朝对侧旋转。
   - 治疗师用压迫手的手指（保持压力）沿着组织向下移动以促进运动，有利于最初疼痛部位的运动。
   - 通过固定组织来抵抗运动，当组织主动或被动就位时保持该位置。

软组织治疗：运动员仰卧2

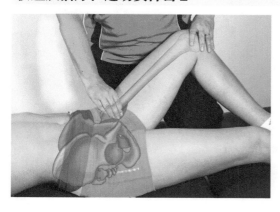

1. 运动员仰卧。
2. 治疗师面向运动员的足端。
3. 根据触诊找到耻骨肌，参考第146页动作。

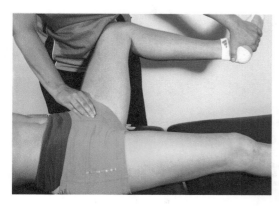

4. 治疗师保持压力，抓住运动员同侧足，使其
   髋关节屈曲、外展。

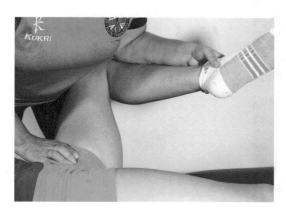

5. 治疗师用前臂（以及握着脚掌的手）接触运动
   员同侧膝盖的内侧，运动员抬脚，使脚朝向
   天花板，增加髋关节的外旋以限制这个姿势。

耻骨肌的干针疗法

　　耻骨肌的触发点和转移模式如图6.42所示。基于技术的侵入性和严格的解剖学考虑，干针疗法只能由有执业资格的物理治疗师来操作。

1. 注意转移模式，这是否代表运动员的疼痛？
2. 运动员仰卧。
3. 触诊股动脉很重要（见139页）。治疗师找到它，将一手指置于此处。
4. 触诊组织的紧张带。
5. 在肌肉和股动脉内侧使针垂直插入。
6. 避免刺入任何位于股三角和闭孔神经的结构（靠近长收肌附着点，见114页）。

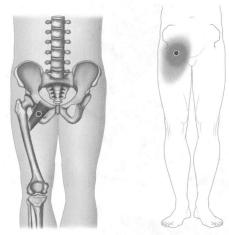

图6.42　耻骨肌的触发点和转移模式

肌肉能量技术：运动员仰卧

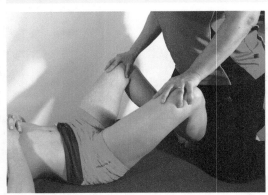

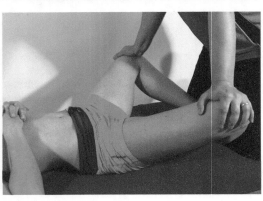

1. 运动员仰卧。
2. 运动员的髋关节和膝关节屈曲并外旋，足底相对。
3. 重力有助于运动员保持这个初始姿势。治疗师打开运动员的双膝（手接触膝盖内侧），使其髋关节外展／外旋，直到感觉到阻力（起点）。
4. 运动员用大约20%的整体力量主动内收髋关节对抗阻力，持续10~12秒。

5. 利用PIR周期（大约20秒），使两侧髋关节进一步外展／外旋。
6. 重复这些步骤，直到没有进一步的效果。

阔筋膜张肌（图6.43）

附着点

- 纤维进入髂嵴外唇前部周围的组织。

  - 髂结节与髂前上棘之间（包括髂结节与髂前上棘）。

  - 臀肌表面正下方的区域。

  - 肌肉和臀小肌之间的筋膜以及覆盖其表面的筋膜。

- 下面的纤维进入髂胫束两层之间、股骨大转子水平以下的组织。

神经支配

- 臀上神经（神经根L4和L5）。
- 皮肤覆盖（L1）。

动作

- 覆盖臀小肌，辅助髋关节屈曲、外展和向内旋转。
- 与GM表面纤维一起作用，收紧ITT并伸展膝关节（远端纤维嵌入胫骨外侧髁）。
- 作用于臀小肌，使髋关节内旋。
- 后部纤维有助于大腿外展。
- 辅助控制骨盆和股骨在胫骨负重时的运动。
- 当髋关节处于伸展状态，下肢、骨盆和躯干为行走的"脚趾离地"阶段做好准备时，该肌肉是强有力的内旋肌。
- 抑制股四头肌功能可导致TFL过度活动。

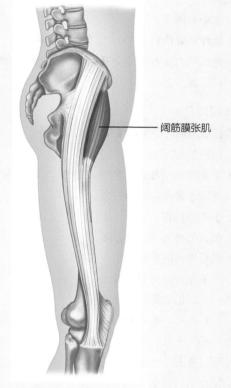

阔筋膜张肌

图6.43　阔筋膜张肌

触诊

1. 运动员仰卧。

2. 治疗师触诊位于ASIS后方和远端的组织。

3. 运动员内旋髋关节并开始收缩，治疗师确认位置。

长度评估

改进版奥伯（Ober）测试（图6.44）

1. 运动员侧卧。

2. 下侧髋关节和膝关节稍微屈曲，保持稳定并减小骨盆前倾的幅度。

3. 上侧腿伸直。

4. 髋关节外展并过度伸展。

5. 然后慢慢降低髋关节（内收）。

   - 不允许髋关节旋转。
   - 大腿仍然能保持外展吗？
     - 若能，表示TFL短。
     - 若不能，但髋关节能内收并靠在治疗床上，则表示TFL正常。

6. 治疗后再评估。

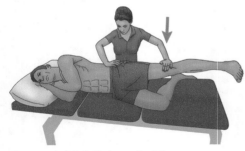

图6.44　改进版奥伯（Ober）测试

力量评估

1. 运动员侧卧。

2. 下侧腿伸直。

3. 上侧髋关节屈曲45度，膝关节伸展，其余肢体靠在治疗床上。

4. 运动员髋关节外展，保持45度屈曲。

5. 治疗师稳定运动员的骨盆。

6. 运动员抵抗治疗师在膝关节附近施加的压力。

7. 评分等级如下。

   - 5/5——强烈收缩（正常）。
   - 4/5——较强收缩（良好）。
   - 3/5——弱收缩（一般）。
   - 2/5——轻微收缩（较差）。
   - 1/5——颤动（差）。
   - 0/5——未检测到收缩。

8. 无力可能是由抑制、触发点、疼痛、肌肉长度问题引起的。

9. 治疗后再评估。

软组织治疗：运动员侧卧1

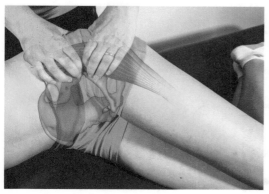

1. 运动员侧卧，髋关节和膝关节屈曲。
2. 治疗师站在运动员身后，用手指握住运动员髋关节外
   侧大部分组织，慢慢地将手指深入 TFL。

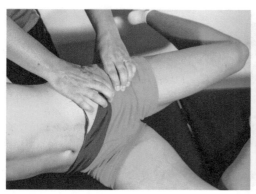 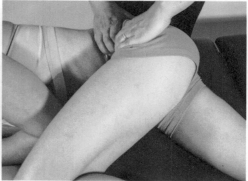

3. 保持深度和位置。
   - 运动员可以缓慢地伸展同侧髋关节至运动范围的末端。
   - 然后运动员将髋关节向胸部屈曲。
4. 移开双手，重复步骤2，这一次治疗师的手指向远端移动并操作。

软组织治疗：运动员侧卧2

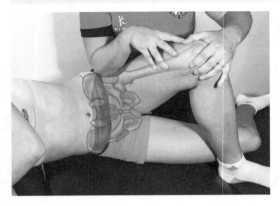

1. 运动员侧卧，髋关节和膝关节屈曲。
2. 治疗师站在运动员身后。
3. 运动员被动屈曲并外旋同侧髋关节，将脚放在对侧膝关节正前方。

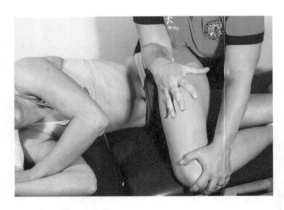

4. 治疗师保持与运动员同侧膝盖的接触以承受重量。
5. 治疗师用肘部接触运动员的TFL组织。
6. 运动员主动内收髋关节，将膝关节放至治疗床上。

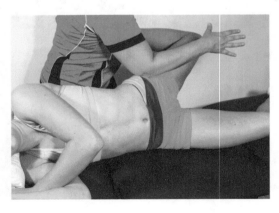

7. 让运动员放松，被动外旋和伸展同侧髋关节。
8. 重复这个过程直到所有的组织都得到治疗。

阔筋膜张肌的干针疗法

TFL的触发点和转移模式如图6.45所示。基于技术的侵入性和严格的解剖学考虑，干针疗法只能由有执业资格的物理治疗师来操作。

1. 注意转移模式，这是否代表运动员的疼痛？
2. 运动员仰卧或侧卧。
3. 定位TP，触诊紧张带。
4. 使针垂直于肌肉组织，直接插入触发点或紧张带。

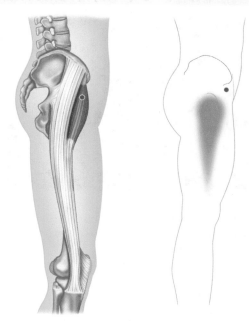

图6.45　TFL的触发点和转移模式

TFL和ITT的肌肉能量技术：运动员仰卧

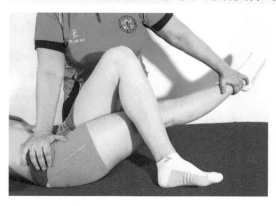

1. 用改进版奥伯测试测定组织的长度。
2. 运动员仰卧，一侧膝关节屈曲，交叉在另一侧（治疗侧）腿上，脚放在治疗床上。
3. 治疗师于脚踝上方从侧面接触并控制运动员的腿部。
4. 然后运动员被动内收治疗侧腿，直到感觉到阻力。
5. 运动员用大约20%的整体力量主动外展髋关节对抗阻力，持续10~12秒。
6. 利用PIR周期（大约20秒），使同侧髋关节进一步内收。
7. 重复这些步骤，直到没有进一步的效果。

其他治疗注意事项：股直肌MET疗法，运动员俯卧

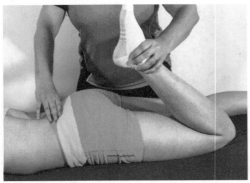 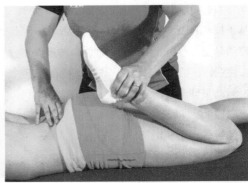

1. 运动员俯卧。
2. 运动员的膝关节被动屈曲，直到治疗师感觉到阻力。
3. 运动员用大约20%的整体力量主动伸展膝关节对抗
   阻力，持续10~12秒。

4. 利用PIR周期（约20秒），使膝关节进一步屈曲。
5. 重复这些步骤，直到没有进一步效果。

SIJ动员

- Ⅰ级：在运动范围开端进行小振幅运动。
- Ⅱ级：在运动范围内进行大幅度运动。
- Ⅲ级：在运动范围末端进行大振幅运动。
- Ⅳ级：在运动范围的尽头进行小幅度
  运动。
- Ⅴ级：高速推力。

髂骨旋前评估

治疗师将手指放在运动员同侧的ASIS和PSIS上。

- 若ASIS略低于PSIS，表示正常。
- 若与另一侧相比，ASIS远低于PSIS，表示旋前。
  - 确认完成所有建议的软组织治疗。
  - 再评估。
- 如果骨盆仍旋前，则转动至旋后位。

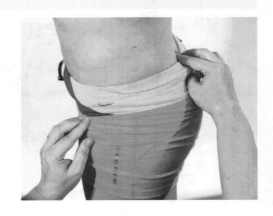

髂骨旋前治疗

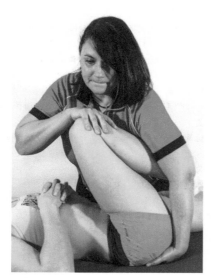 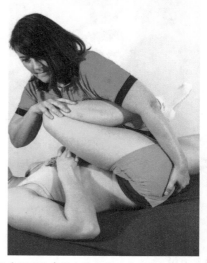

1. 运动员仰卧。
2. 治疗师站在运动员非治疗侧，运动员的腿伸直。
3. 运动员治疗侧髋关节与膝关节屈曲。
4. 治疗师靠在运动员对侧腿上，将手伸到治疗侧屈曲的髋关节下面，将手指固定在后部结构和坐骨结节上。
5. 治疗师将掌根放在运动员治疗侧的PSIS上。

6. 治疗师通过牵拉坐骨结节及其周围组织，同时将坐骨结节向后和向下推，使运动员的髋关节进一步屈曲。
   - 疼痛为Ⅰ/Ⅱ级，僵硬为Ⅲ/Ⅳ级。
7. 现在可以实施MET疗法。
   - 运动员在阻力下伸展髋关节。
8. 这也可以在运动员侧卧时进行。

髂骨旋后评估

治疗师将手指放在运动员治疗侧的ASIS和PSIS上。
- 若ASIS略低于PSIS，表示正常。
- 若与另一侧相比，PSIS低于ASIS或两者的位置均较低，表示髂骨旋后。
  - 确认完成所有建议的软组织治疗。
  - 再评估。
- 如果骨盆仍旋后，则转动至旋前位。

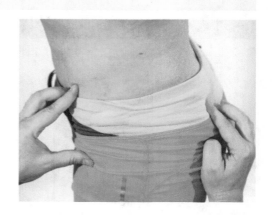

髂骨旋后治疗

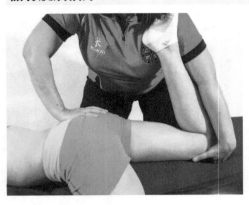

1. 运动员俯卧。
2. 运动员非治疗侧腿离开治疗床边缘，脚踩在地板上。
3. 治疗师站在运动员治疗侧。
4. 治疗师将掌根放在运动员治疗侧的PSIS（与旋前同侧），手指环绕髂骨。
5. 运动员屈曲治疗侧膝关节。
6. 治疗师伸手至运动员膝关节上方外侧表面并进行固定。
7. 运动员被动伸展髋关节，同时治疗师在运动员的PSIS上向前和向上推（找到关节运动更灵活的方向）。
   - 疼痛为Ⅰ/Ⅱ级，僵硬为Ⅲ/Ⅳ级。
   - 移至髂骨边缘。
8. 现在可以实施MET疗法。
   - 运动员进一步屈曲髋关节以抵抗阻力。

SIJ动员

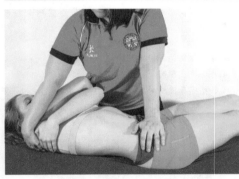

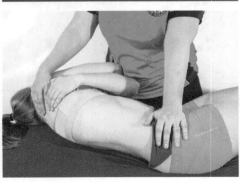

1. 运动员仰卧。
2. 运动员的手臂交叉放在胸前。
3. 非治疗侧腿交叉放在治疗侧（SIJ活动的同侧）腿上。
4. 躯干向骶髂关节方向侧屈。
5. 双腿向一侧移动。
6. 运动员现在处于紧张状态。
7. 旋转运动员的躯干，使其远离治疗侧骶髂关节（朝向非治疗侧），并保持这个姿势。
8. 治疗师将掌根放在运动员治疗侧的腋下，向后按压。
   - 疼痛为Ⅰ/Ⅱ级，僵硬为Ⅲ/Ⅳ级。
9. 现在可以实施MET疗法。
   - 运动员试图向骶髂方向旋转躯干，同时沿中线旋转骨盆。
   - 治疗师在这两个点上都施加阻力。

SIJ居家动员训练建议

　　下面的居家动员训练对运动员保持骨盆姿势非常有效。一旦骨盆能够保持其位置，就应该进行强化训练，重新建立力性闭合。

1. 双侧拉伸（图6.46a）和（图6.46b）。
2. 仰卧时收缩腹肌（图6.46b）。

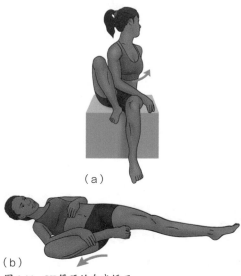

（a）

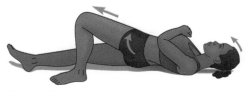

（b）

图6.46　SIJ僵硬的自我矫正

　　仰卧自我牵引如图6.47所示。

1. 运动员用足够的力量推股骨尾端（朝向脚），使臀部从治疗床上抬起。
2. 运动员通过颈部屈曲和抬头来激活腹部。
3. 每天每侧重复5次。

图6.47　仰卧自我牵引

　　坐姿自我牵引如图6.48所示。

1. 运动员的一侧膝盖向前推，另一侧膝盖向后拉（朝向座椅靠背）。
    - 必须激活腹部，向上拉动骨盆（旋后）。
2. 每天每侧重复5次。

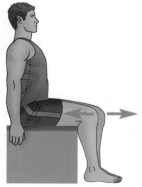

图6.48　坐姿自我牵引

　　等长自我校正如图6.49所示。

1. 运动员将治疗侧脚靠在门框上。
2. 激活腹部以促进骨盆旋后。
3. 运动员用脚抵住门框（等长收缩）。
4. 允许小幅度的移动。
5. 运动员保持收缩5~10秒。
6. 双侧重复。

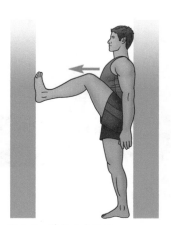

图6.49　等长自我校正

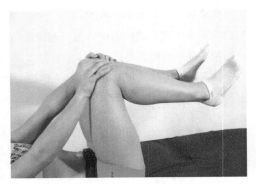

1. 运动员仰卧，髋关节和膝关节屈曲90度。
2. 运动员将一只手（右手）放在膝盖正上方。
   - 屈曲髋关节抵抗自身阻力。
3. 运动员将另一只手（左手）放在另一侧膝盖的远端。
   - 伸展髋关节抵抗自身阻力。

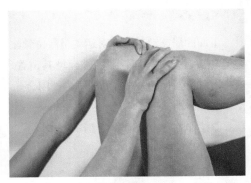

4. 运动员同时进行上述步骤2和步骤3，保持20秒。

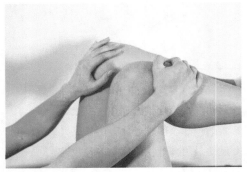

5. 运动员交换双手动作后重复以上步骤（步骤1～步骤4）。

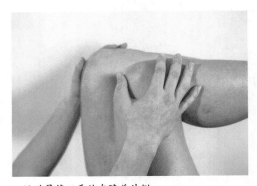

6. 运动员将双手放在膝盖外侧。
   - 外展抵抗自身阻力。

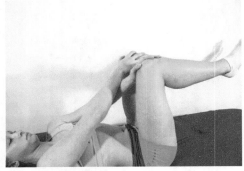

7. 运动员双手交叉放在双膝内侧。
   - 内收抵抗自身阻力。

支持治疗结果的拉伸练习

以下是重要的观察结果。静态拉伸的注意事项如下。

1. 适合需要高水平的柔韧性运动（如体操、舞蹈）。

2. 少于60秒的拉伸并不影响最大肌肉性能（Kay and Blazevich, 2012）。

3. 不应在比赛前立即进行静态拉伸，除非在热身项目开始时进行策略性的安排（Taylor et al., 2009）。

4. 长于90秒以上的拉伸，可以让更多的筋膜结构参与（Muller and Schleip, 2013）。
   - 减轻水肿。
   - 增强组织的静力平衡（Schleip and Müller, 2013）。

SIJ拉伸如图6.50所示。

1. 运动员双手、双膝撑于床面。

2. 将一侧膝盖放在治疗床边缘，将靠治疗床外的脚钩在对侧腿上以获得支撑。

3. 将同侧股骨完全伸展到治疗床边缘下方。
   - 保持5秒。
   - 将腿抬离治疗床边缘，保持5秒。

4. 双侧均重复10次。

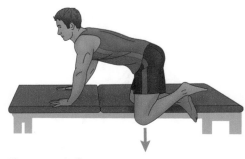

图6.50 SIJ拉伸

髂骨右旋前拉伸如图6.51所示。

1. 运动员把脚放在椅子或凳子上。

2. 屈曲腰椎、胸椎和颈椎。

3. 旋转远离髋关节，使同侧手臂位于同侧膝盖的内侧。

4. 拉伸持续30~90秒，如有必要，留出时间进一步拉伸筋膜。

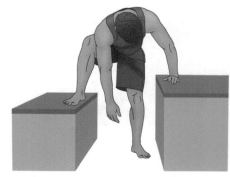

图6.51 髂骨右前旋拉伸

其余部位的拉伸如图6.52~图6.58所示。

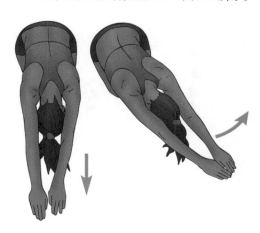

图6.52 背阔肌拉伸

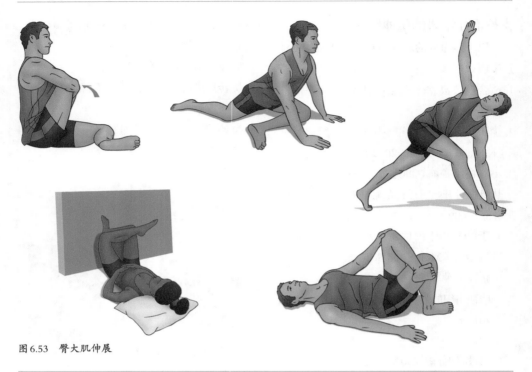

图 6.53　臀大肌伸展

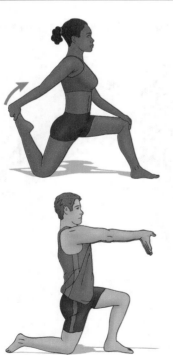

图 6.54　腰大肌伸展

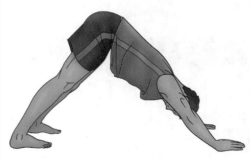

图 6.55　浅背线（SBL）拉伸／下犬式

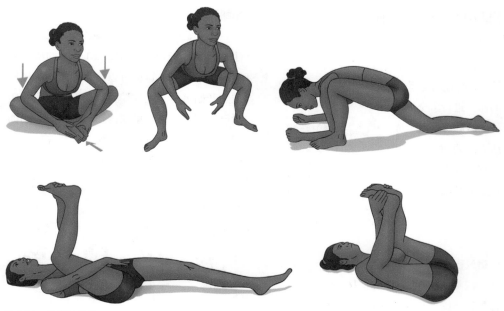

图6.56　内收肌拉伸

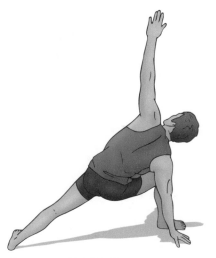

图6.57　TFL螺旋式拉伸

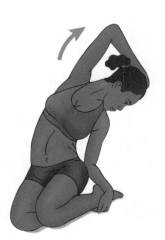

图6.58　腰方肌拉伸

SIJ功能障碍后的强化训练

深蹲

请确保你已按照第5章所述对运动员的深蹲进行了全面评估，然后再进行下面所介绍的训练。这些训练对优秀运动员来说非常基础。

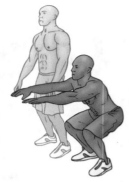

图6.59 基本的体重深蹲

深蹲过程

深蹲过程如图6.59和图6.60所示。

1. 如果下蹲产生错误的动作或引起不适，可以从"迷你"深蹲开始（图6.60b）。
   - "迷你"深蹲。
   - 10~15次重复，共3组，每天3次。

2. 进行"迷你"深蹲并保持（图6.60c）。
   - "迷你"深蹲，然后保持5~10秒。
   - 恢复中立位。
   - 10~15次重复，共3组，每天3次。

3. 进阶到深蹲（图6.60d）。
   - 进行"迷你"深蹲然后保持。
   - 深蹲，并保持。
   - 恢复"迷你"深蹲，继续保持。
   - 恢复中立位。
   - 10~15次重复，共3组，每天3次。

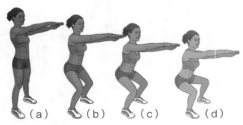

图6.60 深蹲过程

单腿深蹲评估

在开始单腿深蹲前，请确保对图6.60（无法下蹲至标准幅度）与图6.61所示的所有异常进行了评估。这也可以作为结果的衡量标准。开始进行"迷你"深蹲，直到力量和质量已经恢复。进行单腿深蹲时的代偿运动如图6.61与图6.62所示。单腿、分腿深蹲训练分别如图6.63与图6.64所示。

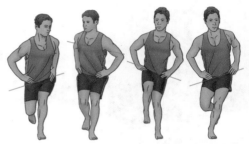

图6.61 进行单腿深蹲时的代偿运动（1）

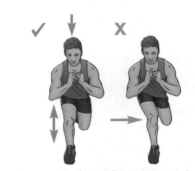

图6.62 进行单腿深蹲时的代偿运动（2）

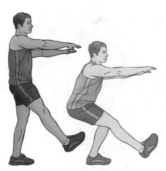

图6.63 单腿深蹲训练

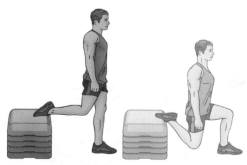

图 6.64　分腿深蹲训练

平板支撑（图6.65）

1. 运动员手肘或双手撑地。

2. 如果太难，让运动员用膝关节的前表面撑地开始训练，确保身体仍然保持平板姿势。

3. 保持尽可能长的时间。

   ■ 身体从头到脚保持成一条直线。

   ■ 不允许旋转。

   ■ 腰部伸展，无塌陷。

   ■ 头部保持中立。

4. 开始的时候，每组10秒，重复3次，然后慢慢增加负荷量。

5. 当能够长时间保持该姿势时，尝试单腿上抬约40度并保持，然后换另一侧重复。

   ■ 确保不会出现代偿模式。

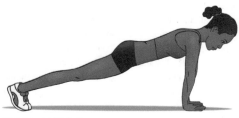

图 6.65　平板支撑

侧平板式（图6.66）

1. 确保运动员的身体、颈部和头部都处于中立位。

2. 确保运动员的肘部位于肩部正下方。

   ■ 身体从头到脚保持成一条直线。

   ■ 不允许旋转。

   ■ 腰部不能塌陷，形成侧屈。

   ■ 头部保持中立。

3. 开始时每组10秒，每组重复10次，然后慢慢增加。

4. 当能够长时间保持这个姿势时，尝试将手臂外展90度，同时将腿外展约45度。

   ■ 确保不会出现代偿模式。

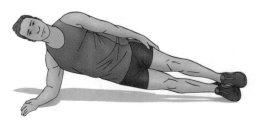

图 6.66　侧平板式

臀桥评估

　　首先评估臀桥姿势（图6.67），确保没有如下代偿模式：

■ 旋转；

■ 摇晃；

■ 髋部向一侧倾斜；

■ 无法保持直线姿势。

确保两侧膝关节不接触

确保两侧髋关节对齐

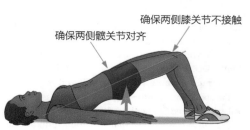

图 6.67　臀桥姿势

臀中肌训练（图6.68）

1. 确保完成臀桥评估。

2. 运动员侧卧，双腿叠放，同时屈曲髋关节和膝关节。抬起上面的腿，直到髋关节旋后之前，数到5。

3. 保持这个姿势数到5。

4. 放下，数到5。

5. 每组重复20次，共3组，一天3次。

6. 进阶：

   - 每组重复40次；
   - 在膝关节处佩戴弹力带；
   - 运动员用外侧腿负重；
   - 外侧腿伸展并内旋。

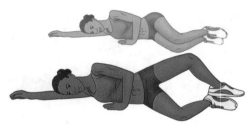

图6.68　臀中肌训练

髋部训练如图6.69所示。

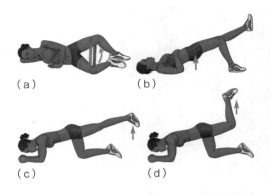

（a）　　　　　　　　（b）

（c）　　　　　　　　（d）

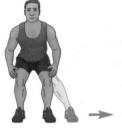

（e）

图6.69　髋部训练。（a）腿部开合训练：用弹力带增大阻力。（b）单腿臀桥：运动员采用图示姿势，确保没有代偿模式。（c和d）四肢支撑髋部伸展训练：双手和膝盖着地，将一条腿向上伸展，这项训练可以在腿伸直（较困难）或膝关节弯曲（较容易）的情况下进行。（e）侧步训练：保持略微下蹲姿势，向侧方跨一小步，同时保持脚尖向前

参考文献

Gibbons SCT, Pelley B, and Molgaard J (2001). Biomechanics and stability mechanisms of psoas major. Proceedings of 4th Interdisciplinary World Conference on Low Back Pain, Montreal, Canada, November 9–11, 2001.

Kay A and Blazevich A (2012). Effect of acute static stretch on maximal muscle performance. *Medicine and Science in Sports and Exercise* 44(1): 154–164.

Muller DG and Schleip R (2013). Fascial fitness: fascia oriented training for bodywork and movement therapies. Terra Rosa e-magazine 7.

Palastanga N and Soames R (2012). *Anatomy and Human Movement: Structure and Function*. Edinburgh: Churchill Livingstone.

Schleip R and Müller DG (2013). Training principles for fascial connective tissues: scientific foundation and suggested practical applications. *Journal of Bodywork and Movement Therapies* 17(1): 103–115.

Takazakura R, Takahashi M, Nitta N, and Murata K (2004). Diaphragmatic motion in the sitting and supine positions: healthy subject study using a vertically open magnetic resonance system. *Journal of Magnetic Resonance Imaging* 19: 605–609.

Taylor K, Sheppard J, Lee H, and Plummer N (2009). Negative effect of static stretching restored when combined with a sport specific warm-up component. *Journal of Science and Medicine in Sport* 12(6): 657–661.

梨状肌综合征

患有梨状肌综合征（PS）的运动员会主诉其臀部（坐骨切迹区，图7.1）或下背部疼痛，伴有或不伴有坐骨神经痛（坐骨神经卡压/放射痛），临床上会出现梨状肌肥大的现象（Shapiro and Preston，2009）。当运动员长时间坐在坚硬的物体表面上时，这些迹象和症状变得更加明显（Shapiro and Preston，2009）。事实上，最明显的现象是其无法忍受这种坐姿（Papadopoulos and Khan，2004）。

原发性PS是一种引起臀部疼痛的神经肌肉疾病，可能包含或不包含一些神经根性（放射性）疼痛，通常由肌肉本身的解剖异常引起。继发性PS（比原发性PS更常见）与创伤有关，伴有局部缺血、肌肉或神经的牵拉、肌肉力量或柔韧性的改变，以及下肢的生物力学错位，这使得下肢评估变得极其重要。

通常，患有这种疾病的人会出现：

- 同侧足外翻（图7.2b）；
- 功能性的腿长差异（图7.3），通常受影响侧为长侧；
- 同侧髋关节外旋肌和内收肌紧张；
- 同侧髋关节外展肌无力。

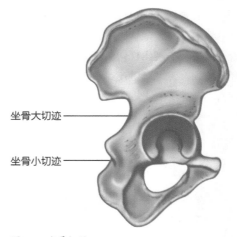

坐骨大切迹 ——
坐骨小切迹 ——

图7.1　坐骨切迹

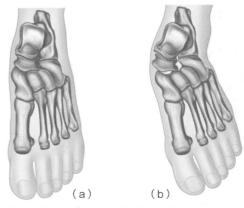

（a）　　　　（b）

图7.2　（a）正常足的位置；（b）足外翻

研究表明，髋关节内收和内旋（增加梨状肌张力）会加剧运动员的疼痛（Papadopoulos and Khan, 2004; Shapiro and Preston, 2009; Hopayian et al., 2010）。通常还有Q角增大（图7.4）和/或膝外翻（图7.5）。

评估步态时常见的异常情况如下。

- 在中立站姿后期需要股骨外旋时，足部过度旋前导致股骨内旋。
- 在对侧腿的摆动阶段，骨盆向外侧旋转，促使剪切力从股骨头向下传递。
- 梨状肌张力增加导致坐骨神经受压。

坐骨神经受压迫可引起下肢各种神经症状。然而，对于梨状肌综合征，神经系统检查通常不会表现出任何真正的神经病变或神经根损伤。深部肌腱反射、感觉和肌肉力量通常不会受影响。

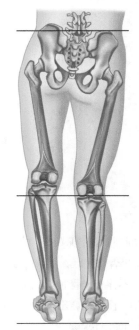

图7.3　功能性的腿长差异。本例中受影响侧通常是左侧

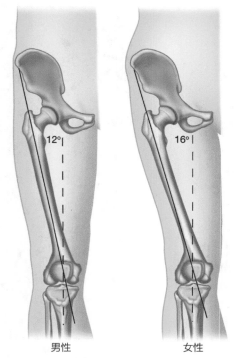

男性　　　　　　　女性

图7.4　男女Q角的比较

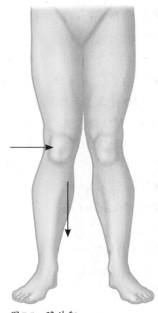

图7.5　膝外翻

梨状肌（图7.6）

附着点

- 梨状肌起源于S2~S4前侧面的骨膜筋膜。
- 在骶孔前侧和外侧之间走行。
- 在髂骨臀面和骶结节韧带的骨盆表面周围有一个骨膜筋膜的附着点。
- 它从骨盆穿过坐骨大孔进入臀区。
- 纤维继续向下、向外侧和向前穿过，逐渐变窄形成细小肌腱，肌腱伸入股骨大转子周围骨膜筋膜的上缘和内侧。

神经支配

- 骶丛前支（神经根L5、S1和S2）。
- 覆盖该区域的皮肤（L5、S1和S2）。

动作

- 解剖位置：外旋髋关节。
- 将股骨头固定在髋臼中。

- 处于坐姿时，梨状肌变为外展肌。
  - 沿着长凳滑行而不站起来。
  - 下车时，先把腿从车里拿出来。
- 躯干旋转时稳定骨盆。
- 当站在移动的公共汽车上时，控制骨盆的平衡。

拮抗肌

- 髋关节伸展：臀中肌、臀小肌（内旋肌）。

协同肌

- 当髋关节屈曲、外展时，协同肌如下：
  - 臀大肌（GM）中部纤维；
  - 臀中肌、臀小肌；
  - 阔筋膜张肌（TFL）；
  - 缝匠肌。
- 所有与内收肌相对的外展肌（拮抗肌）：GM下部纤维、腰大肌和髂肌。

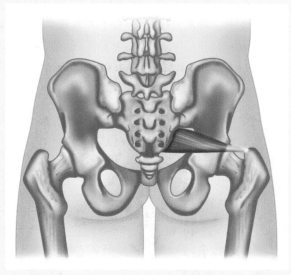

图7.6　梨状肌

梨状肌综合征有许多症状和体征，常见的是在静坐15~20分钟后，肌肉筋膜附着点附近的疼痛加剧（Boyajian et al., 2008），其症状如下。

- 疼痛+/−感觉异常，从骶骨传递到臀部、大腿后部、膝盖上方（Foster, 2002；DiGiovanna et al., 2005）。
- 步行可以减轻疼痛。
- 不动将增加疼痛。
- 对侧SIJ疼痛。
- 从坐位或蹲位站起时疼痛。
- 改变体位并不能完全消除疼痛。
- 行走困难（疼痛步态或足下垂）。
- 下肢无力（同侧）。
- 足部麻木（同侧）。

梨状肌高张力导致同侧髋关节外旋（当运动员仰卧放松时，要注意这个迹象）。主动尝试将脚置于中立位通常会导致疼痛（Frieberg and Vinke, 2008）。

梨状肌痉挛引起的骶骨扭转（通常为对侧斜轴的同侧前旋）导致下腰椎向相反方向的代偿性旋转（双重挤压）（图7.7）。骶结节韧带上的代偿性非惯性应力可能导致阴部神经受压，或者髋骨上的机械应力增加，进而导致腹股沟或骨盆疼痛（Chaitow, 1988）。参考第5章关于SIJ功能障碍的评估，有助于排除"双重挤压"综合征。

MRI（磁共振成像）、CT（计算机断层扫描）、肌电图（EMG）和超声可用于排除产生类似梨状肌综合征症状的疾病。坐骨神经刺激可以通过磁共振神经造影检测，但很少用到。

触诊

梨状肌位于臀大肌（GM）深部，但多数病人的梨状肌位于坐骨神经的浅表。

1. 运动员俯卧。
2. 找到尾骨、髂后上棘（PSIS）和大转子。
3. 从PSIS到尾骨画一条虚线，从大转子处画一条虚线并垂直于前者。
4. 梨状肌位于该垂直线上。
5. 通过GM触诊（记住在第2章中介绍的内容）。
6. 为了确定位置，运动员的膝关节屈曲90度，并在你施加轻微阻力时向外侧旋转髋关节。

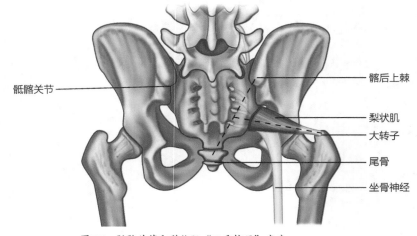

骶髂关节　　　　髂后上棘

梨状肌

大转子

尾骨

坐骨神经

图7.7　骶髂关节和梨状肌"双重挤压"疼痛

7. GM收缩时，可以在其深面感觉到梨状肌的收缩。

测试

除进行全面的主观评估外，还应进行客观评估。客观评估包括腰椎和骨盆、肌肉长度和力量关系、关节活动范围和肌肉激活顺序的评估（这些可参考第5章）。当你的评估和临床推理确认被测者患有梨状肌综合征时，可以开始使用手法治疗技术来减少/缓解神经压迫。

FAIR测试

在众多的诊断技术中，"屈曲、内收、内旋"（FAIR）技术的特异性[1]（0.881）和敏感性[2]（0.832）最高，尤其是与功能性肌电图检查结合使用时（Fishman et al., 2002; Filler et al., 2005; Hopayian et al., 2010; Kean Chen and Nizar, 2012）。在梨状肌综合征中，最为突出的临床表现是梨状肌周围的臀部压痛［拉赛格（Lasègue）征］（Durrani and Winnie, 1991）。

1. 运动员处于仰卧位。

2. 治疗师站在运动员的非治疗侧。

3. 运动员被动屈曲治疗侧髋关节60度，同时被动屈曲治疗侧膝关节90度。

4. 治疗师稳定治疗侧髋关节。

5. 治疗师通过对治疗侧膝关节施加向下的压力，使运动员内旋并内收该侧髋关节（图7.8）。

6. 如果再现臀部疼痛，则FAIR测试结果为阳性。

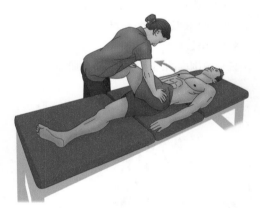

图7.8 梨状肌综合征的FAIR测试

---

1. 正确识别个体无病的能力的特性，被称为测试的特异性。最佳特异性评分是1.0，即通过测试能100%地正确识别无症状者，也被称为真阴性率。

2. 正确识别个体有病的能力的特性，被称为测试的敏感性。最佳分数同样为1.0，即通过测试能100%地正确识别患者，也被称为真阳性率。

梨状肌长度测试1

1. 运动员处于仰卧放松姿势。
2. 观察运动员脚的位置：一只脚的外旋幅度比另一只脚更大吗？

梨状肌长度测试2

1. 运动员俯卧。
2. 治疗师使运动员治疗侧膝关节屈曲90度，并握住该侧脚。
3. 治疗师稳定运动员治疗侧骨盆。
4. 治疗师内旋运动员治疗侧髋关节，与非治疗侧比较。
5. 任何范围内的缩小都表明梨状肌缩短。

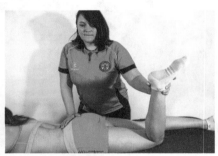

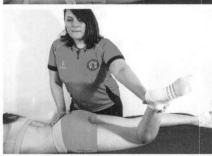

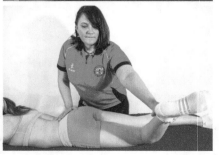

梨状肌长度测试3

1. 运动员仰卧。
2. 运动员双膝屈曲90度，保持双膝并拢。
3. 运动员髋关节内旋，让双脚慢慢向外下降。
4. 注意左、右两边的运动范围是否有差异。
5. 与治疗床保持较垂直的那一侧（内旋范围较小），表示梨状肌较短。

治疗

在任何治疗干预前，由于不同的病理状态下可能有类似的症状，因此有必要尝试重现运动员的症状，进行完整且彻底的评估（并有鉴别诊断的意识）。阅读第2章关于筋膜及其对身体健康和疾病的整体影响的内容，将有助于你认识到身体的一部分受伤（手术切开、撕裂、骨折、感染、发炎等）时，就会出现代偿模式。

注意：没有损伤是孤立发生的，对于所有的损伤，身体都会找到适应的方法，以便继续发挥作用。

梨状肌综合征患者的代偿或促进机制可能表现如下。

- 上胸椎活动范围缩小。
- 胸椎T4周围组织结构改变。
- 腰骶部疼痛。
- 对侧C2和同侧枕骨、寰椎活动范围减小。
- 胃肠道疾病。
- 头痛。

保守治疗方式如下。

- 止痛药。
- NSAIDs[3]（Papadopoulos and Khan, 2004；Shapiro and Preston, 2009）。
- 纠正生物力学异常（Brukner and Khan, 2014）。
- 特定拉伸（Papadopoulos and Khan, 2004；Shapiro and Preston, 2009）。
- 软组织治疗（Brukner and Khan, 2014）。
  - 按摩有助于减轻疼痛和痉挛，并缓解身体其他部位的相关紧张。
  - 使用器械辅助技术。
  - 使用运动胶布。
- 改变生活方式以减少关节/肌肉刺激（Byrd, 2005）。
- 针灸；干针疗法有助于减少痉挛，以及恢复被动活动的范围（ROM）（Brukner and Khan, 2014）。
- 注射肉毒杆菌毒素，然后进行拉伸（Fishman et al., 2002）。
- 物理治疗（Papadopoulos and Khan, 2004；Shapiro and Preston, 2009）。
  - 神经动力学技术。
  - 骨盆和脊柱复位技术。
  - 活动关节，恢复被动运动的全部范围。
  - 全身强化计划（普拉提）。
  - 本体感觉训练。

---

3. 非甾体类抗炎药。

- 生物力学分析。
- 针对敏捷性和特定运动的评估和训练（解决跑步时跨步过大的问题）。
- 辅助核心稳定性训练计划（Byrd, 2005；Cramp et al., 2007）。
- 对鞋子进行评估。

然而，关于这种情况的最有效保守治疗，目前似乎还没有综合性指南。值得一提的是，若保守治疗不奏效，则注射或手术释放是更好的选择（Papadopoulos and Khan, 2004; Shapiro and Preston, 2009）。

手法治疗

那么，我们从哪里开始呢？在继续阅读下面的建议之前，请你认真思考，当某个结构功能失调导致疼痛和ROM及步态改变（如前所述）时，身体发生了什么变化，并提醒自己身体如何通过分散负荷来适应这种功能障碍并导致进一步的功能障碍/疼痛。

向自己提问：梨状肌是如何变成这样的？这是由原发性疾病，还是由各种因素，如生物力学异常，最近增加的训练导致步态的改变，近期脚踝扭伤、骨盆或腰部疼痛、肩部或胸部功能障碍等，导致的继发性适应？

软组织治疗技术因治疗师而异。我将要与大家分享的是我发现最有效的方法。我不是想贬低或搁置其他技术，也不是鼓励你改变目前的做法。我只是简单地介绍这些技术，作为你不断扩充你的工具箱的额外工具。如果你原来的技术没让你得到所需的结果，则可以考虑尝试这些技术。

我建议先处理SIJ或骶骨倾斜的问题（见第5章），然后对与梨状肌有直接或间接关系的每一块肌肉进行针对性的软组织治疗。

臀大肌（图7.9）

完整、详细的解剖结构见第6章（见第83页）。

GM起源于髂骨和骶骨臀面周围的筋膜、腰筋膜和骶结节韧带。它汇入股骨臀肌粗隆和髂胫束的骨膜，由臀下神经（L5、S1和S2神经根）支配。

可以使用一些技术来促进筋膜附着点的放松（见第6章），切勿超出患者的不适程度（时刻关注患者是否产生了疼痛及其程度）。

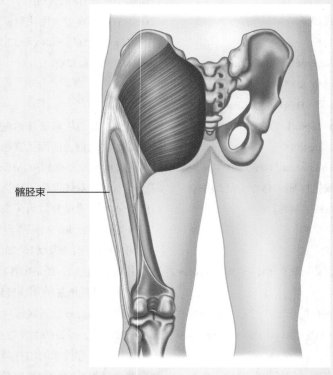

髂胫束———

图7.9 臀大肌

软组织治疗：运动员俯卧

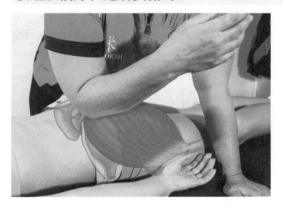

1. 运动员的脚放在治疗床的边缘。
2. 使用揉捏/按压技术放松肌肉。
3. 治疗师将一侧肘关节放在运动员髂后上棘正下方和骶骨嵴外侧，以可耐受的速度缓慢进入组织中（筋膜下沉），VAS评分等级不超过6/10（Hawker et al., 2011）。
4. 保持压力直到运动员的不适感下降到VAS评分等级约为2/10。
5. 运动员降低同侧骨盆（向下倾斜）。
6. 治疗师抬起肘部，移动到离起始点远端约半英寸的位置，然后重复上述动作。
7. 继续移动，直到与S5相邻。
8. 使用同样的技术，在髂嵴下操作，横向移动大约4英寸。

软组织治疗：运动员侧卧1

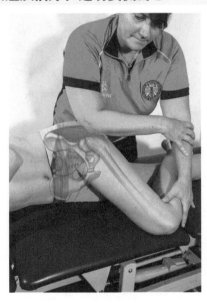

1. 治疗师找到大转子。
2. 治疗师将肘部置于最上方，并采用"筋膜下沉"式操作方法。
3. 运动员轻轻地前后倾斜骨盆，然后侧向上下运动。
4. 治疗师以逆时针方向绕大转子球面移动，运动员重复上述骨盆运动。

软组织治疗：运动员侧卧 2

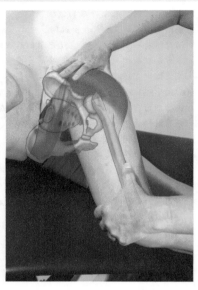

1. 运动员上侧膝关节和髋关节屈曲约 45 度。
2. 治疗师面朝运动员头侧，运动员上侧腿的脚抵住治疗师的大腿外侧。
   - 想象肌肉体积，治疗师用手掌 / 前臂或拇指施加超压，深入组织中（锁定）。
   - 确保 VAS 评分等级不超过 6/10。
   - 等待 VAS 评分等级降至 2/10。

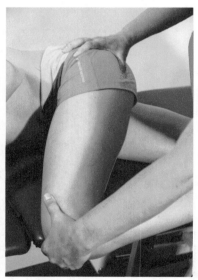

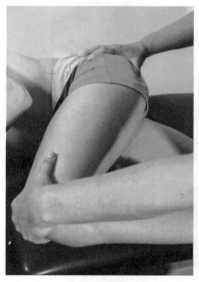

3. 治疗师通过向前弓步操作使运动员的髋关节和膝关节屈曲。
   - 通过移动组织来促进运动。
   - 通过固定远离运动的方向来拉伸组织（固定和拉伸）。
   - 重复上述步骤，直到肌肉都得到治疗。
4. 找到臀肌粗隆。

- 与臀肌粗隆周围组织接触。
5. 治疗师使运动员的髋关节进一步被动屈曲。
   - 缓慢内收。
6. 使用 FAIR 测试重新评估。

股方肌（图7.10）

附着点

- 位于下孖肌的下方和大收肌上缘的上方。
- 扁平的四边形肌肉，通过闭孔外肌与髋关节分离。
- 下部纤维从髋臼下缘坐骨结节周围的骨膜和筋膜中发出。
- 纤维横向穿入方形结节周围的组织，位于股骨转子间嵴的下半部以及周围的骨质区域。

神经支配

- 股方肌神经，神经根L4、L5和S1。

动作

- 在解剖位置，股方肌充当髋关节外旋肌。
- 髋关节屈曲时，股方肌充当髋关节外展肌。

功能活动

- 所有的外旋肌（图7.11）在控制骨盆的解剖位置共同发挥作用，特别是当一只脚离开地面时。
- 走路时更是如此。
- 外旋肌与GM和臀小肌后部协同作用，在步态摆动阶段，使下肢外旋。
- 然而，在坐姿、爬行及躺着翻身时，外旋肌会有完全不同的作用，如使髋关节外展，从而控制骨盆在屈曲的大腿上的运动。

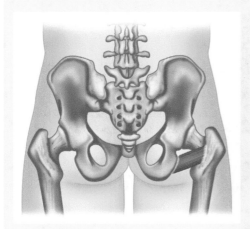

图7.10　股方肌

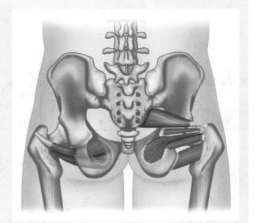

图7.11　外旋肌

软组织治疗：运动员俯卧

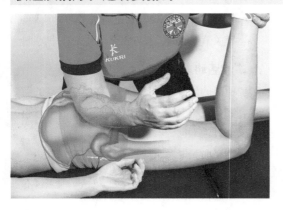

1. 治疗师抬起运动员治疗侧膝关节并握住该侧脚。
2. 治疗师另一侧肘部慢慢进入坐骨结节和大转子之间的组织（VAS评分等级不超过6/10）。
3. 等待VAS评分等级降至2/10。

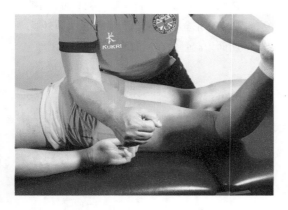

4. 治疗师握住运动员的脚使其髋关节被动内旋，直到VAS评分等级增加到6/10。

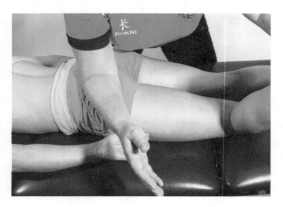

5. 保持此姿势，直到VAS评分等级降至2/10。
6. 重复此步骤，直到无法进一步增加运动范围或ROM已达极限。

软组织治疗：运动员站立

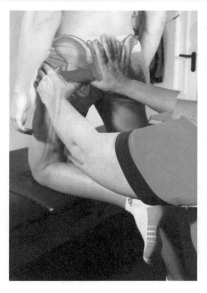

1. 运动员站立时，治疗侧膝关节放在治疗床或椅子上。
2. 治疗师定位股骨大转子并向后滑动。
3. 治疗师用手保持压力或促进运动。
4. 运动员伸展治疗侧髋关节（膝关节仍置于治疗床或椅子上）。

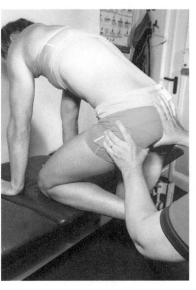

5. 运动员躯干前倾，治疗侧髋关节外旋（屈曲约60度后，梨状肌变成内旋肌）。
6. 使用FAIR测试重新评估。

梨状肌的干针疗法

梨状肌的触发点和转移模式如图7.13所示。

1. 运动员俯卧或侧卧。
2. 确定身体标志（见第168页"触诊"部分）。
3. 确定触发点的位置。
4. 根据周围的肌肉组织，使用2~3英寸（51~76毫米）的针。
5. 针垂直于大转子或骶骨外侧处的肌肉表面。
6. 将针插入经触诊后确定的紧张带。
7. 避开坐骨神经（图7.12）。

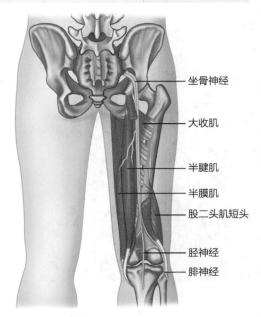

坐骨神经

大收肌

半腱肌

半膜肌

股二头肌短头

胫神经

腓神经

图7.12 坐骨神经

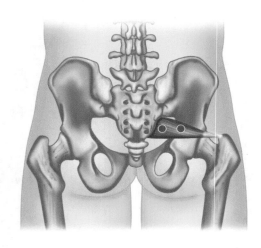

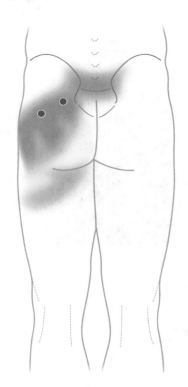

图7.13 梨状肌的触发点和转移模式

肌肉能量技术：运动员仰卧

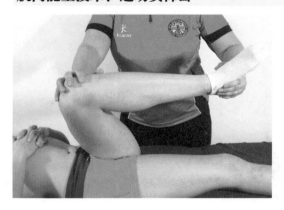

1. 运动员治疗侧主动屈膝，治疗师握住该侧脚。
2. 运动员治疗侧髋关节内旋（其他部位未出现代偿运动）。
3. 保持这个姿势。

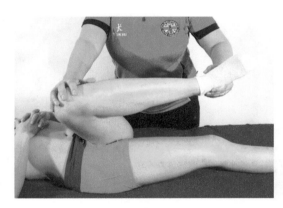

4. 运动员用20%~30%的整体力量主动外旋髋关节对抗阻力，持续10~12秒。

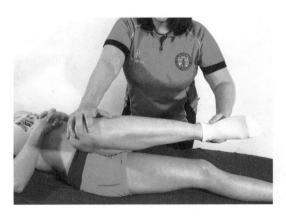

5. 利用PIR周期（约20秒），使髋关节进一步内旋。
6. 重复此过程，直到：
   - 没有进一步效果；
   - 达到ROM的极限；
   - 因疼痛而中止；
   - 全身开始出现代偿模式。

肌肉能量技术：运动员俯卧

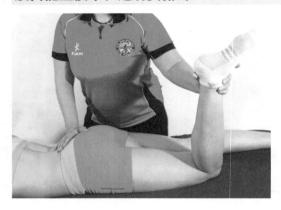

1. 运动员俯卧，治疗侧膝关节屈曲90度。

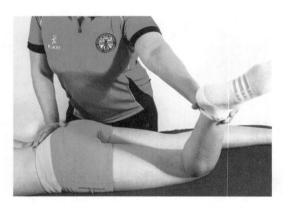

2. 治疗师使运动员治疗侧髋关节被动内旋，直到感觉到阻力为止。
3. 运动员用20%~30%的整体力量主动外旋髋关节对抗阻力，持续10~12秒。

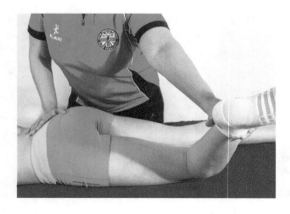

4. 利用PIR周期（约20秒），使髋关节进一步内旋。
5. 重复此过程，直到：
   - 没有进一步效果；
   - 达到ROM的极限；
   - 因疼痛而中止；
   - 全身开始出现代偿模式。

梨状肌拉伸如图7.14所示。

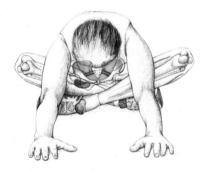

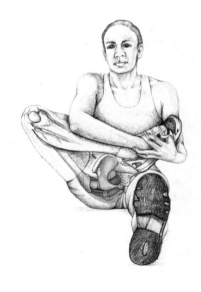

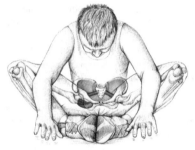

图7.14　梨状肌拉伸

参考文献

Boyajian-O'Neill LA, McClain RL, Coleman K, and Thomas PP (2008). Diagnosis and management of piriformis syndrome: an osteopathic approach. *Journal of the American Osteopathic Association* 108(11): 657–664.

Brukner P and Khan K (2014). Clinical Sports Medicine, 4th edition. London: McGraw-Hill Byrd JWT (2005). Piriformis syndrome. *Operative Techniques in Sports Medicine* 13: 71–79.

Chaitow L (1988). *Soft Tissue Manipulation: A Practitioner's Guide to the Diagnosis and Treatment of Soft-Tissue Dysfunction and Reflex Activity, 3rd edition.* Rochester: Healing Arts Press.

Cramp F, Bottrell O, and Campbell H (2007). Nonsurgical management of piriformis syndrome: a systematic review. *Physical Therapy Reviews* 12(1): 66–72.

DiGiovanna EL, Schiowitz S, and Dowling DJ (2005). *An Osteopathic Approach to Diagnosis and Treatment, 3rd edition.* Philadelphia: Lippincott Williams and Wilkins.

Durrani Z and Winnie AP (1991). Piriformis muscle syndrome: an underdiagnosed cause of sciatica. *Journal of Pain and Symptom Management* 6: 374–379.

Filler AG, Haynes J, and Jordan SE (2005). Sciatica of non-disc origin and piriformis syndrome: diagnosis by magnetic resonance neurography and interventional magnetic resonance imaging with outcome study of resulting treatment. Journal of Neurosurgery. *Spine* 2: 99–115.

Fishman LM, Dombi GW, Michaelsen C, Ringel S, Rozbruch J, and Rosner B (2002). Piriformis syndrome: diagnosis, treatment, and outcome—a 10-year study. *Archives of Physical Medicine and Rehabilitation* 83: 295–301.

Foster MR (2002). Piriformis syndrome. *Orthopedics* 25: 821–825.

Freiberg AH and Vinke TH (2008). Sciatica and the sacroiliac joint. *Journal of Bone and Joint Surgery*. American Volume 16: 126–136.

Hawker GA, Mian S, Kendzerska T, and French M (2011). Measures of pathology and symptoms. *Arthritis Care and Research* 63(11): 240–252.

Hopayian K, Song F, Riera R, and Sambandan S (2010). The clinical features of the piriformis syndrome: a systematic review. *European Spine Journal* 19(12): 2095.

Kean Chen C and Nizar A (2012). Prevalence of piriformis syndrome in chronic low back pain patients: a clinical diagnosis with modified FAIR test. *Pain Practice* 13(4): 276–281.

Palastanga NP and Soames R (2012). *Anatomy and Human Movement: Structure and Function.* Edinburgh: Churchill Livingstone.

Papadopoulous EC and Khan SN (2004). Piriformis syndrome and low back pain: a new classification and review of the literature. *Orthopedic Clinics of North America* 35: 65–71.

Shapiro BE and Preston DC (2009). Entrapment and compressive neuropathies. *Medical Clinics of North America* 93: 285–315.

附录
器械辅助的软组织动员术

此部分由Kinnective™公司的唐娜·斯特拉坎（Donna Strachan）撰写，感谢她的支持。

什么是IASTM

IASTM是器械辅助的软组织动员术（instrument-assisted soft-tissue mobilization）的缩写。就本文的目的而言，IASTM被认为不仅仅实现了活动范围的增加，稍后会进一步讨论。IASTM一词由特里·洛格玛尼（Terry Loghmani）创造，他将其定义为"在软组织治疗过程中使用刚性器械促进机械力的传递"（Loghmani and Warden, 2009）。

IASTM的历史

IASTM不是一个新概念。实际上，在许多文化中，它已经有3000多年的历史。例如，中国的刮痧，使用了由不同材料制成的器械，包括且不限于骨头、木材、象牙和玉石（Nielsen, 1995）；Strigli（木条）是罗马人和希腊人在公元前2世纪使用的一种技术，使用了乌木、骨头或木制器械；起源于夏威夷群岛的洛米洛米（Lomi Lomi），利用了原木和木棍（Stillerman, 2009）。

近年来随着不锈钢器械的发展，IASTM在手法治疗中的使用率有所提升。不锈钢的应用给这项技术带来了革命性的变化。与其他材料相比，不锈钢提供的反馈和感觉明显更好。如果制作精良，使用得当，IASTM将有利于治疗师观察组织，传递与组织相关的感觉和信息，并产生手法治疗无法达到的效果。这反过来有益于治疗师形成更好的临床洞察力，最终通过特定的和集中的治疗达到更好的效果。

Kinnective的IASTM

Kinnective开发的IASTM是一种基于结果的技术，其前提是该器械与良好的技术和适当的临床原理相结合，能产生立竿见影的效果。该技术已被用于英国的许多运动组织，包括英格兰橄榄球队、英格兰足球协会、英国田径队及英国谢菲尔德体育学院。在2012年伦敦奥运会中，它是指定提供给运动员村的器械。这既是因为该器械的成功，也是因为临床医师使用了该领域领先专家所开发的技术。医师有一双巧手，但提供适当的手法治疗技术要求精确，需要多年的经验和反思才能取得进展。

它有效吗

当使用得当并结合正确的技术时，IASTM能非常明显地产生疗效。在临床上，这些结果可以增加相关组织的运动范围并改善肌肉功能。在亚临床水平上，有人提出，细胞功能可能会受到影响，以提高组织的活力。最终证实了一个临床上的基本原理，即无论考虑得多么周密，只有在临床上取得的结果才能对所有的质疑提供证明或反驳。你要找到自己的证据，有许多方式可以达成这一结果，但Kinnective提倡采用"3次重复规则"。

3次重复规则

首先，确定有问题的组织和涉及的方向或运动。然后选择一个结果指标，并治疗当前患者的主要问题。

例如，患者在腰椎运动范围（ROM）内表现出屈曲受限。检查发现其胸腰筋膜（TLF）存在张力区，从内侧到外侧（M-L）都受到限制。结果指标表明腰椎屈曲。治疗方法为IASTM M-L，同时指导患者进行腰椎屈曲，并以缓慢且可控的方式恢复到中立位。在组织活动的同时，患者重复3次腰椎屈曲／中立运动，然后要求患者重新测试。

瘀伤先表现为发红，然后出现瘀斑反应，再继续下去就会形成瘀伤。为了避免瘀伤，请注意这些变化发生的速度，并调整你的技术，以避免产生不必要的瘀伤。

Graston经常使用IASTM的同义，但请记住，你必须是经过培训的Graston专业人员才能使用他们的器械。如果不是，请使用IASTM。

如果在3次重复规则的2次重复中没有产生效果，这说明治疗的部位不对，或者应用的方式不对。如果治疗的部位正确，或是进行了合适的治疗，相关组织症状就会有所改善。若没有改善就不要继续采用这样的治疗方法。采用这种方法可以进行具体、有效的治疗，避免组织过度疲劳。

术语

以下情况值得考虑，即"你说到要做到"。请考虑你正在描述的内容和目的。如果你说要"刮擦皮肤"，那就是你要做的事。但这是你的目的吗？因为这会导致擦伤和皮肤刺激。相反，扫查组织，同时注意器械反馈的结果，随后你可以有计划地实施组织治疗。以这种方式认识组织将影响你对器械的使用。同样，很多人把器械称为"工具"。工具是用来施加钝力的钝器，而器械对应精确和精密。

什么是瘀伤

使用刚性器械更加容易造成瘀伤，这一点不会让人感到惊讶。然而，这不是使用IASTM的目的。除非造成瘀伤是你的目标或你所期望的结果，否则它不应该发生。大面积的瘀伤是由赞同运用器械"进入"组织的高水平医师造成的。图A.1显示的是深层瘀伤，而不是浅黄色的浅表瘀伤。这些组织的反应过强，且这一面积的瘀伤会给相关组织带来大量的代谢压力，这并非预期的结果。如果目标只是"进入"组织，而不是在深思熟虑后真正"接触"组织，就会发生瘀伤。

瘀伤不会在瞬间或毫无征兆的情况下发生。瘀伤是慢慢积累而成的，重要的是要意识到你正在治疗的组织的反应。无差别的技术或理念，或者认为IASTM的目的是为了更用力、更深入地进入组织，都会导致瘀伤。如果你经常性地或无意致人形成瘀伤，你就是在错误地使用了这种技术，并导致组织被过度治疗。

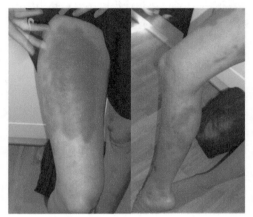

图A.1　医师认为要"进入"组织，从而过度用力造成大面积瘀伤

研究

常被引用的IASTM研究是由特里·洛格玛尼实施的（Loghmani and Warden, 2009）。他在研究中切除了大鼠的内侧副韧带（MCLs），然后进行双侧修复，一侧治疗，一侧不治疗。

在术后7天，一侧MCL使用器械辅助交叉摩擦按摩1分钟，每周3次，共3周。结果发现，与未治疗的韧带相比，用IASTM治疗的韧带强度提高31%、刚度提高34%。根据大鼠的研究结果推断这种方法对人类的影响，在2~12周的愈合阶段内，组织耐受负荷的能力可以得到显著的改善。

这可以解释为韧带的细胞结构和整体结构的改变。研究表明，"损伤后4周，经IASTM治疗的韧带疤痕区域似乎出现了更大的细胞结构改变，与未经治疗的对侧韧带的观察结果相比，胶原纤维束似乎更倾向于沿着韧带纵轴的方向排列"（图A.2）。

接受治疗组织的细胞活动变化的图像非常明显，如果将IASTM直接用于治疗人类，潜在获益也是显著的。此外，受试者（大鼠）没有像人类受试者那样进行物理康复治疗。可以推测，如果大鼠接受了适当的负荷训练，它们的获益会明显更大。

格尔森等人（Gehlsen et al., 1999）进行了补充研究，发现了在不同压力下使用IASTM的不同效果，压力的增加导致成纤维细胞活动的增加。

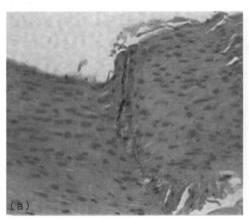
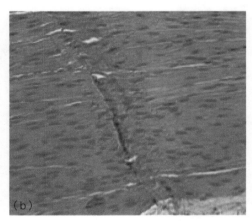

图A.2　细胞活动度变化的图像：（a）用IASTM治疗前；（b）用IASTM治疗后

如果转化为临床情景，这可能会影响使用压力的大小。在治疗时，临床医师可以考虑细胞水平上可能表现的活动度，以及诱导哪种反应较为合适。如果组织已经有炎症，或者重新启动慢性瘢痕组织的愈合程序，更深层的组织操作可能会导致细胞活动度的增加。

戴维森等人（Davidson et al., 1997）发现，在他们研究的IASTM组中，成纤维细胞增殖增加，因此得出结论："研究表明IASTM可能通过增加成纤维细胞的募集来促进愈合。"

大部分关于IASTM的已发表的研究是在大鼠为受试者的细胞水平上进行的，其余则主要是案例研究。Kinnective希望观察IASTM可能达到的临床效果，因此进行了一些尚未发表的初步研究，这些研究显示了一些有趣的结果。这些研究设计的依据是实践中已经看到的临床效果。首先是对Kinnective技术效果的研究：IASTM对腘绳肌长度的影响。结果表明，试验组腘绳肌长度增加的平均百分比为49.66%，对照组为11.44%。第二项研究是IASTM对腘绳肌肌电活动的影响。有趣的是，与对照组相比，IASTM增加了腘绳肌的肌电活动。

IASTM 如何运作

在理论层面，IASTM运用的原理、适应证和禁忌证与软组织手法治疗技术相同。然而，与单纯的手法治疗相比，一个设计合理的不锈钢器械会让感觉更加灵敏，从组织中获取更多的信息，还能予以更深、更具体、更快和更有效的运动释放。如果你愿意使用功能性运动模式或在运动中进行治疗，这是一个完美的操作技术。

使用IASTM的注意事项

你想达成的目的是什么

治疗目的是什么，即组织可能受到的潜在影响是什么？从整体范围来看，软组织治疗技术可以达到的有益结果有5种。

1. 改善滑动和滑行能力。
2. 缓解粘连和限制。
3. 增加细胞活动度。
4. 肌肉活化/促进。
5. 肌肉失活/抑制。

这些被视为临床目标。它们将决定实施击打的类型和所用器械的边缘，以及如前所述，对组织产生的压力。

在选择了5个选项之一后，接下来结合临床目标的情景来考虑以下几个方面。

1. 减轻疼痛。
2. 增加ROM。
3. 降低敏感性。
4. 减少肌肉痉挛。
5. 促进肌肉活动。

这也将影响临床决策，即关于击打力度、速度、压力深度和接触面的应用。

除此之外，还要注意决定技术应用的临床考虑因素。重要的临床考虑因素之一是组织的健康状况。在使用IASTM时，要考虑以下两个主要的决定性因素。

1. 组织的代谢状态。
2. 组织的愈合阶段。

组织健康

如何看待组织的代谢状态？图A.3是生理应激组织的概念和这些组织的反应方式。

在治疗这些组织时，尤其需要改变应用IASTM的方法，因为它们更容易有所反应，无

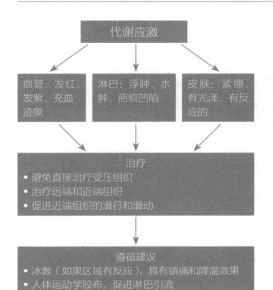

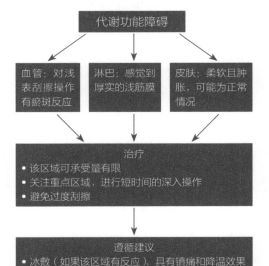

图A.3　生理应激组织的概念和这些组织的反应方式

论是主观症状，即疼痛和敏感度，还是客观症状，即瘀伤或红肿。

　　考虑以提高ROM为临床目标，改善组织的滑动和滑行能力。这通常是在较大的接触面上进行操作，动作速度较快、深度较浅、距离较长。使用该技术增加组织的运动，有助于组织的滑动和滑行。如果你担心组织处于代谢应激状态，如在急性阶段，那么你应该在受影响部位的组织远端和近端进行操作，避免组织承受过大的压力。如果你在一个组织代谢健康的个体上实施这项任务，则应该在功能负荷模式下对受影响区域直接进行操作。

　　因此，所采取的治疗是在临床考虑范围内，特别是考虑组织健康的情况下，来实现所选定的临床目标的。不同的技术可以用来达到不同的效果。

　　适合个人的手法治疗技术是实践"艺术"的固有部分，IASTM在这方面也不例外。这是由合理的初始技术与经验相结合而形成的结果。

　　请参考图A.4与本书所包含的技术说明，以确定Kinnective器械的使用方法。器械在皮肤上保持"正确"的方向，可以产生最佳的感觉。该器械有多种不同的使用方式，这会使人感到困惑。如果你想进一步了解这方面的信息，请参阅Kinnective网站上名为"基本器械使用"的视频，其中包含了这方面的内容。

　　个人提示：虽然我很欣赏许多治疗师几乎在任何情况下都会使用IASTM，但我把它作为软组织治疗技术的一种辅助手段，只有在我觉得需要的时候才会使用。在我看来，IASTM有其自身的特点，应该在赛前作为一种全身治疗方式（根据我治疗的运动员的反馈，这会让他们有一种轻盈和有弹性的感觉），以及用于治疗关节周围和难以触及的部位。

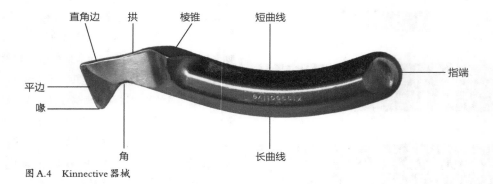

图 A.4　Kinnective 器械

参考文献

Davidson CJ, Ganion LR, Gehlsen GM, Verhoestra B, Roepke JE, and Sevier TL (1997). Rat tendon morphologic and functional changes resulting from soft tissue mobilization. *Medicine and Science in Sports and Exercise* 29(3): 313–319.

Gehlsen GM, Ganion LR, and Helfst R (1999). Fibroblast responses to variation in soft tissue mobilization pressure. *Medicine and Science in Sports and Exercise* 31(4): 531–535.

Loghmani MT and Warden SJ (2009). Instrumentassisted cross-fiber massage accelerates knee ligament healing. *Journal of Orthopaedic and Sports Physical Therapy* 39(7): 506–514.

Nielsen A (1995). Gua Sha: Traditional Technique for Modern Practice. Edinburgh: Churchill Livingstone Stillerman E (2009). *Modalities for Massage and Bodywork*. Edinburgh: Mosby Elsevier. pp.115–126.

作者简介

保拉·克莱顿

作为英超联赛和锦标赛，以及英国谢菲尔德体育学院的高级治疗师，保拉·克莱顿已经在运动表现领域工作了超过20年。作为医疗团队的一份子，保拉曾随队参加3届奥运会（举办地分别为雅典、北京、伦敦），以及大量世界级及欧洲级锦标赛。她的经验非常丰富，并且在写作的所有图书中分享了这些经验。

保拉·克莱顿是三家运动损伤诊所的负责人及BMI医院运动损伤科的高级临床物理治疗师，还是软组织治疗师协会的运动表现总监及针对多学科联合会诊的运动损伤治疗协调员。

此外，保拉·克莱顿是卫生保健专业委员会、英国特许物理治疗学会、运动按摩协会及体育和运动医学特许物理治疗师协会的会员。

译者简介

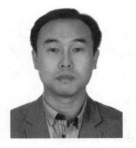

赵鹏

国家体育总局体育科学研究所运动康复研究中心主任、研究员；运动康复理学学士、运动医学医学硕士、运动人体科学教育学博士、训练学博士后；国家体育总局第一批"中青年人才百人计划"人选并获评优秀；中国体育科学学会运动医学分会委员、中国康复医学会疼痛专委会疼痛康复治疗学组副主任委员、中国康复医学会物理治疗专委会运动康复学组常务委员；北京市体育科学学会运动康复分会副主任委员；国家举重队2008、2012、2016周期备战奥运会科研团队负责人，带领团队获得第29届和第30届奥运会科研攻关与科技服务项目贡献一等奖。

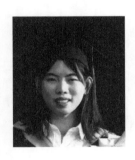

阎惠谦

北京体育大学运动康复专业硕士，研究方向为运动损伤预防与康复，研究生期间为山西省射击、射箭、水上运动项目运动队提供运动康复指导服务，在国家级会议上发表下背痛相关研究论文，参与备战东京奥运会系列指导手册中《赛前康复训练指导手册》的编写工作。